保護者からの質問に
自信を持って答える

小児食物アレルギー

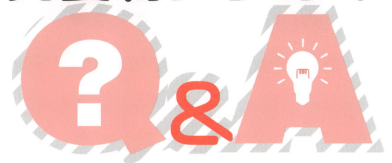

Q&A

監修
海老澤元宏
国立病院機構相模原病院 臨床研究センター
アレルギー性疾患研究部 部長

編集
佐藤さくら
国立病院機構相模原病院 臨床研究センター
病態総合研究部 病因・病態研究室 室長

柳田紀之
国立病院機構相模原病院
小児科 医長

序文

　小児アレルギー疾患は，感染症，予防接種，健診と並んで小児科の一般診療の重要な領域を占めます。その中でも薬物療法による管理が進んだ気管支喘息に比べ，食物アレルギーは一般医の先生方にとって悩ましい厄介な疾患と思われます。

　この10年間で食物アレルギーに関するガイドライン等の整備も進みましたが，診断・管理等に関して診療所だけで完結することは不可能に近いと思います。一般医の先生方が診察室において食物アレルギーに関して専門医療機関との連携を上手く進めるためのノウハウ，患者さんから尋ねられる疑問にスムーズに答えられる想定Q&Aなどをまとめた書籍は今まで存在していませんでした。

　このたび日本医事新報社からそのような主旨での書籍の企画を提案され，『保護者からの相談に自信を持って答える　小児食物アレルギーＱ＆Ａ』という一つの企画として結実いたしました。

　日常臨床の現場で，食物アレルギー児の保護者からは様々な質問が投げかけられますが，本書はそれに具体的に答える形でのＱ＆Ａ方式でまとめています。食物アレルギーの概要，合併症，予防，診断，治療と管理，栄養指導，症状出現時の対応，園や学校での対応，病診連携などからＱ（質問）を起こし，Ａ（回答）を簡潔に記載し，その解説という構成になっています。

　編集者には相模原病院で長く一緒に仕事をしてきた佐藤さくら（病因・病態研究室）室長，柳田紀之（小児科）医長になっていただき，中心になって項立て，企画を担当してくれました。また，執筆に関しては国立病院機構相模原病院のスタッフ・OBを中心にお願いしています。

　食物アレルギーの診療が専門施設だけではまかないきれない現状を解決するために，本書は大変に役に立つものと期待されます。この本が多くの先生方の外来診療，最新知識の整理に役立つことを祈念しております。

2016年5月

国立病院機構相模原病院臨床研究センター
アレルギー性疾患研究部長

海老澤 元宏

保護者からの質問に自信を持って答える 小児食物アレルギーQ＆A
CONTENTS

part 1　概要と予防

- Q1　食物アレルギーとは何ですか？ ……………………………………………… 2
- Q2　食物アレルギーはどうして起こるのですか？ ……………………………… 4
- Q3　原因食物ではどんな食物が多いですか？ …………………………………… 7
- Q4　食物アレルギーにはどのような症状がありますか？ …………………… 10
- Q5　アナフィラキシーとは何ですか？ ………………………………………… 12
- Q6　食物アレルギーは治りますか？ …………………………………………… 16
- Q7　食物依存性運動誘発アナフィラキシーとは何ですか？ ………………… 19
- Q8　口腔アレルギー症候群とは何ですか？ …………………………………… 22
- Q9　アトピー性皮膚炎と食物アレルギーは関係がありますか？ …………… 25
- Q10　アトピー性皮膚炎はどのように管理したらよいのですか？ …………… 28
- Q11　アトピー性皮膚炎は治りますか？ ………………………………………… 30
- Q12　ステロイド軟膏の副作用は問題ないですか？ …………………………… 32
- Q13　乳幼児期に食物アレルギーがあると気管支喘息を発症しやすいですか？ … 34
- Q14　気管支喘息はどのように管理しますか？ ………………………………… 37
- Q15　食物アレルギーに喘息が合併したらどのような注意が必要ですか？ … 40
- Q16　妊娠中に食物除去を行うと食物アレルギーになりにくいですか？ …… 44
- Q17　離乳食の開始は遅らせたほうがよいでしょうか？ ……………………… 47
- Q18　卵を食べさせ始める時期を早くするまたは遅くすると卵アレルギーになりにくいですか？ … 50
- Q19　乳児期早くから保湿剤を使用すると食物アレルギーになりにくいですか？ … 52
- Q20　乳酸菌やビタミンＤで食物アレルギーを予防できますか？ …………… 56

part 2　診断と管理・治療

- Q21　食物アレルギーの診断はどのように進めますか？ ……………………… 60
- Q22　特異的IgE抗体検査や皮膚テストで食物アレルギーの診断は可能ですか？ … 64
- Q23　特異的IgG抗体検査で食物アレルギーの診断はできますか？ ………… 66
- Q24　特異的IgE抗体価から症状誘発の可能性がわかりますか？ …………… 68
- Q25　食物経口負荷試験は何のために行うのですか？ ………………………… 70
- Q26　食物経口負荷試験はどうやって行うのですか？ ………………………… 74
- Q27　食物経口負荷試験はいつ受けたらいいですか？ ………………………… 78
- Q28　食物経口負荷試験をするにはどの病院にかかったらよいでしょうか？ … 82
- Q29　かかりつけの先生から専門の先生に紹介してもらうタイミングは？ … 84
- Q30　食物アレルギーの管理の基本は？ ………………………………………… 88
- Q31　必要最小限の除去とは何ですか？ ………………………………………… 90
- Q32　除去解除の判断はどのように行うのですか？ …………………………… 92
- Q33　授乳中の場合，母親の食物除去は必要ですか？ ………………………… 94
- Q34　経口免疫療法とはどのような治療ですか？ ……………………………… 97
- Q35　食物依存性運動誘発アナフィラキシーでは運動を禁止しなければいけませんか？ … 100
- Q36　口腔アレルギー症候群ではすべての果物を除去しなければいけませんか？ … 102
- Q37　食物アレルギー児が予防接種を受けても大丈夫ですか？ ……………… 106
- Q38　食物アレルギーを治す薬はありますか？ ………………………………… 108
- Q39　外食や海外旅行に行く際に注意すべきことは何ですか？ ……………… 112
- Q40　食物アレルギー児が飲むとアレルギーを起こす薬はありますか？ …… 114

part 3　患者への栄養・食事指導

- Q41　アレルギーの原因の食物は完全に除去したほうがよいのでしょうか? ……………… 120
- Q42　食物除去を行うと成長発育に影響がありませんか? ……………………………………… 122
- Q43　食品のアレルギー表示の決まりや用語について教えてください。……………………… 124
- Q44　食物アレルギー児では離乳食の開始や進行は遅らせたほうがよいでしょうか? …… 126
- Q45　醤油や味噌, 油などの調味料は使用することができますか? ………………………… 128
- Q46　原因食物は加熱をするとアレルゲン性が弱くなるのでしょうか? …………………… 130
- Q47　家族と同じ油や煮汁などで調理してもよいでしょうか? ……………………………… 132
- Q48　調理器具や食器は家族と別のものを使用しなければいけないでしょうか? ………… 134
- Q49　具体的な除去食のメニューを教えてください。……………………………………… 136

part 4　症状出現時の対応

- Q50　症状の重症度について教えてください。………………………………………………… 140
- Q51　症状が出たときの対応について教えてください。……………………………………… 142
- Q52　症状が出たときに使用する薬はあらかじめ処方してもらうとよいですか? ………… 146
- Q53　アドレナリン自己注射薬(エピペン®)は必要ですか? ………………………………… 148

part 5　園や学校での対応

- Q54　入園や入学が決まったら, まずどのようにすればよいでしょうか? ………………… 152
- Q55　園や学校で給食を提供してもらえるのでしょうか? …………………………………… 154
- Q56　園や学校で給食を提供してもらうときに気をつけることは? ………………………… 155
- Q57　アナフィラキシーを起こしたことがある場合には, 給食提供は行わないほうがよいですか? … 158
- Q58　園や学校で症状出現時にはどのような対応をお願いすればよいでしょうか? ……… 162
- Q59　園や学校の職員はエピペン®を使用できるのですか? ………………………………… 164
- Q60　林間学校や修学旅行に参加する際に注意すべきことは何ですか? …………………… 166

---

column ▶	アレルゲンについて ………………………………………	15
	原因食物別の注意点①:鶏卵 ………………………………	43
	原因食物別の注意点②:牛乳 ………………………………	55
	食物アレルギーは遺伝する? ………………………………	58
	原因食物別の注意点③:小麦 ………………………………	63
	原因食物別の注意点④:大豆 ………………………………	73
	原因食物別の注意点⑤:ピーナッツ・ナッツ類 …………	81
	原因食物別の注意点⑥:甲殻類 ……………………………	105
	原因食物別の注意点⑦:ソバ ………………………………	111
	原因食物別の注意点⑧:魚 …………………………………	117
	原因食物別の注意点⑨:果物 ………………………………	145
	学校生活管理指導表の記載方法 ……………………………	161
巻末資料 ▶	鶏卵, 牛乳, 小麦除去の場合の3日間の献立例 …………	168
	さくいん ………………………………………………………	170

●執筆者

海老澤 元宏	国立病院機構相模原病院臨床研究センターアレルギー性疾患研究部 部長
佐藤 さくら	国立病院機構相模原病院臨床研究センター病態総合研究部 病因・病態研究室 室長
柳田 紀之	国立病院機構相模原病院小児科 医長
真部 哲治	国立病院機構相模原病院小児科
小倉 聖剛	国立病院機構相模原病院小児科
高橋 亨平	国立病院機構相模原病院小児科
浅海 智之	国立病院機構相模原病院小児科
永倉 顕一	国立病院機構相模原病院小児科
井上 隆志	国立病院機構相模原病院小児科
西野 誠	国立病院機構相模原病院小児科
山本 幹太	国立病院機構相模原病院小児科
房安 直子	国立病院機構相模原病院小児科
徳永 郁香	国立病院機構相模原病院小児科
谷口 裕章	国立病院機構相模原病院小児科
江尻 勇樹	国立病院機構相模原病院小児科
竹井 真理	国立病院機構相模原病院臨床研究センターアレルギー性疾患研究部
杉崎 千鶴子	国立病院機構相模原病院臨床研究センターアレルギー性疾患研究部
林 典子	国立病院機構相模原病院臨床研究センターアレルギー性疾患研究部
齊藤 彩子	国立病院機構相模原病院栄養管理室
十屋 仁美	国立病院機構相模原病院栄養管理室
鈴木 誠	長後中央医院 院長
飯倉 克人	東京慈恵会医科大学附属病院小児科 助教
海野 浩寿	東京慈恵会医科大学小児科学講座
小川 絢子	東邦大学医療センター大橋病院小児科
小倉 香奈子	神戸大学医学部附属病院皮膚科 助教
緒方 美佳	国立病院機構熊本医療センター小児科
小池 由美	長野県立こども病院総合小児科
岡田 悠	亀田ファミリークリニック館山家庭医診療科
江村 重仁	長岡中央総合病院小児科

part 1

概要と予防

part 1　概要と予防

食物アレルギーとは何ですか？

細菌やウイルスなどの外敵から体を守るべき働き（免疫）が過剰に働くことで本来無害である食物に対して反応するようになり，体にとって不都合な症状が誘発されることです。

解説

■ 食物アレルギーとは，「食物によって引き起こされる抗原特異的な免疫学的機序を介して生体にとって不利益な症状が惹起される現象」をいう。『食物アレルギーガイドライン2012』において，図1のように，感作や発症が経口以外でも食物アレルギーとすることになった。

図1 食物アレルギーの感作と発症

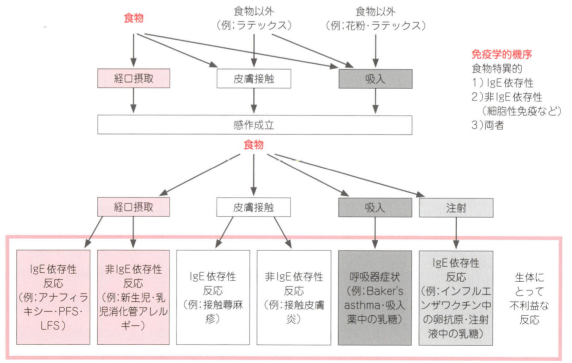

PFS：pollen food allergy 症候群
LFS：ラテックス・フルーツ症候群

表1 臨床型分類

臨床型		発症年齢	頻度の高い食物	耐性獲得（寛解）	アナフィラキシーショックの可能性	食物アレルギーの機序
新生児・乳児消化管アレルギー		新生児期,乳児期	牛乳（乳児用調製粉乳）	多くは寛解	(±)	主に非IgE依存性
食物アレルギーの関与する乳児アトピー性皮膚炎		乳児期	鶏卵，牛乳，小麦，大豆など	多くは寛解	(+)	主にIgE依存性
即時型症状（蕁麻疹，アナフィラキシーなど）		乳児期～成人期	乳児～幼児：鶏卵，牛乳，小麦，そば，魚類，ピーナッツなど　学童～成人：甲殻類，魚類，小麦，果物類，ソバ，ピーナッツなど	鶏卵，牛乳，小麦，大豆などは寛解しやすいその他は寛解しにくい	(++)	IgE依存性
特殊型	食物依存性運動誘発アナフィラキシー（FDEIA）	学童期～成人期	小麦，エビ，カニなど	寛解しにくい	(+++)	IgE依存性
	口腔アレルギー症候群（OAS）	幼児期～成人期	果物・野菜など	寛解しにくい	(±)	IgE依存性

臨床型分類

- 食物アレルギーは表1のように分類される。
- 新生児・乳児消化管アレルギーは，主に非IgE依存性（細胞依存性）の機序により，新生児・乳児に嘔吐や血便，下痢などの消化器症状を引き起こす。原因として牛乳蛋白が大半を占めるが大豆や米などもあり，完全母乳栄養児に発症することもある。
- 食物アレルギーの関与する乳児アトピー性皮膚炎は，乳児アトピー性皮膚炎において認められる食物アレルギー。湿疹の増悪に関与している場合や，原因食物の摂取によって即時型症状を合併することもある。慢性の下痢などの消化器症状，低蛋白血症や電解質異常を合併する例もある。ただし，すべての乳児アトピー性皮膚炎に食物が関与しているわけではない。
- 即時型症状は原因食物摂取後，通常2時間以内に出現するアレルギー反応による症状を示すことが多い（Q4参照）。
- 即時型の特殊型として，食物依存性運動誘発アナフィラキシー（FDEIA：food-dependent exercise-induced anaphylaxis）と口腔アレルギー症候群（OAS：oral allergy syndrome）がある（Q7，Q8参照）。
- 新生児・乳児消化管アレルギー以外は，基本的には何らかの機序により食物の蛋白質に対してIgE抗体が作られる。生体内にそれらが入った際にマスト細胞や抗塩基球からヒスタミンやロイコトリエンなどのアレルギー症状を惹起する物質が出て，生体にとって不都合な症状が誘発される。

文献　1）日本小児アレルギー学会食物アレルギー委員会：食物アレルギー診療ガイドライン2012．協和企画，2011.
2）厚生労働科学研究班による食物アレルギーの診療の手引き2014.

海老澤元宏

part 1　概要と予防

Q2 食物アレルギーはどうして起こるのですか？

A 何らかの原因で，特定の食物に対して体が「外敵」であると認識してしまうからです。発症の原因は完全にはわかっていませんが，世界中でそれを探る研究が進められています。

解説

- 食物アレルギーの発症メカニズムは，まだ未解明な部分が多い。多くの場合，免疫細胞（T細胞・B細胞など）が働き，食物に対する抗体（IgE）をつくり，特定の食物の体への侵入を見張り，反応して症状を起こす。近年，皮膚・湿疹部位より食物抗原が接触し抗原提示細胞に認識されることで感作を誘導する「経皮感作」という概念もあり，解明の糸口となっている。現在の食物アレルギー発症のメカニズムに関するトピックスをまとめ，解説する。

免疫寛容と感作

- 食物アレルギーの発症は，生体内の免疫寛容の破綻と感作成立による（図1）。食物を経口摂取し腸管内で消化・吸収される過程において，食物抗原が抗原提示細胞によって認識され，ナイーブT細胞（未分化のT細胞）が制御性T細胞（過剰な免疫反応を抑えるT細胞：Treg）へと誘導され，生体内に有害な反応を起こさないようにしている。これが免疫寛容である。しかし，何らかの条件下において免疫寛容が破綻し，特定の食物抗原に対して感作が成立する。
- 感作は次の過程を経て成立する。まずTh2細胞（アレルギー反応や炎症に関わるサイトカインを産生する細胞）への分化が起き，その影響を受けB細胞（免疫応答に必要な抗体を産生する細胞）から食物抗原特異的IgEが産生される。その後，マスト細胞や好塩基球（ヒスタミンやロイコトリエンなどアレルギー反応を引き起こす化学伝達物質を持ち，放出する細胞）上の高親和性IgE受容体への食物抗原特異的IgEの結合し成立する。Th2細胞の分化には，所属リンパ節内における抗原提示細胞とナイーブT細胞間での特定のシグナル経路（OX40ligand/OX40，TIM4/TIM1，jagged/notchなど）が関与していると報告されている[1]。
- 他にも感作を方向づけるメカニズムとして，近年新たに発見されたサイトカインが重要な役割を担っていると考えられている。主に上皮・内皮・粘膜細胞などが傷害や特定の刺激を受けることにより，IL-33，TSLP，IL-25といったサイトカ

図1 免疫寛容と感作に対する現在の考え方

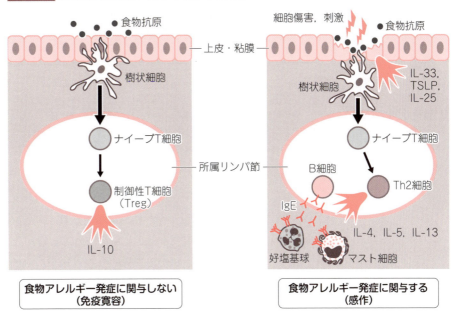

インが産生・放出される。いままでは獲得免疫（抗原特異的なT細胞・B細胞と抗原特異的IgEが関与する免疫応答）が主に研究が進められてきたが，近年ではこれらサイトカインが関与し獲得免疫に非依存的な自然免疫の概念が注目されている。つまり，臨床において食物抗原特異的IgEのみでは説明できないアレルギーのメカニズムに自然免疫が関与している可能性がある。現在まだ未解明な部分は多いが，アレルギー発症メカニズムの解明は進んでいる。次に，感作経路に関して簡単に解説する。

皮膚・粘膜を介した感作

- 近年，最も注目されている感作経路の1つである。2008年にイギリスのLackにより提唱された「dual allergen exposure hypothesis」が注目された。食物を経口摂取し腸管で消化・吸収される過程の中でTregが誘導され免疫寛容が成立しやすいが，湿疹面など皮膚に接触した食物抗原はTh2分化・感作の成立がしやすいという仮説である[2]。湿疹のように，外部からの刺激に対する皮膚のバリア機能が障害されると抗原侵入が容易になり，感作成立を導いている可能性があることを示している。
- わが国でも，スキンケア（保湿剤）によるアトピー性皮膚炎発症予防を示す前向きコホート研究の報告がされた[3]。この研究は，保湿剤使用群と非使用群に卵抗原の感作率に差は認めないが，皮膚炎・湿疹群のある群のほうがない群に比べ感作率が高いことを示している。これは，皮膚炎が感作を誘導することを示唆している。2011年以降，わが国で「茶のしずく石鹸」使用により，小麦アレルギーを

発症するという社会問題が生じた。加水分解小麦（グルパール19S）という成分に対して、皮膚や粘膜を介して小麦に対する感作が成立し、小麦摂取後にアレルギー症状（特に小麦依存性運動誘発アナフィラキシー）を引き起こすというものであった[4]。このように、経皮感作を支持する事例や研究結果が多数報告されている。

気道を介した感作

■ 以前より小麦粉やソバ粉を気道内で暴露するような環境下で働く場合、職業性喘息として発症するケースが存在する。最近、日常診療の中で、口腔アレルギー症候群（OAS：oral allergy syndrome）の患者に遭遇する機会が増えている。OASは気道上皮・粘膜を介し花粉抗原に感作され、交差反応（花粉抗原と類似した食物抗原に対し、花粉特異的IgEと結合し反応する）により、特定の食物摂取時にアレルギー症状をきたす病型である。このように、食物以外の抗原感作から食物アレルギーの発症に至るケースもあるが、乳幼児に関しては説明がつかない。

その他の感作経路

■ 他にも腸管感作・母乳感作・胎内感作といった概念が存在する。腸管感作は、腸内細菌叢の乱れから腸管粘膜の透過性亢進が生じ、Tregが誘導されずTh2分化を引き起こすと考えられている。母乳感作に関しては、母乳中に含まれるビタミンAやTGF-βが腸管内におけるTregの誘導に必要であるという報告がある[5]。胎内感作に関しても様々な研究は行われているが、いまのところ確実に感作成立を証明できる研究結果は得られていない。

文献
1) Laura K, et al: J Immunol, 192: 2529-2534, 2014.
2) Lack G: J Allergy Clin Immunol, 121: 1331-1336, 2008.
3) Horimukai K, et al: J Allergy Clin Immunol, 134: 824-830, 2014.
4) Fukutomi Y, et al: J Allergy Clin Immunol, 127: 531-533, 2011.
5) Verhasselt V, et al: Nat Med, 14: 170-175, 2008.

海野浩寿

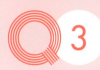

part 1 概要と予防

Q3 原因食物ではどんな食物が多いですか？

A 原因食物の頻度は，臨床病型や年齢により異なります．小児の即時型食物アレルギーでは鶏卵，牛乳，小麦が多く，学童～成人では果物類，ソバ，エビ，魚類が多くなります．

解説

- 即時型食物アレルギー，口腔アレルギー症候群，食物依存性運動誘発アナフィラキシーについて解説する．

即時型食物アレルギー

- 食物アレルギー（FA）の原因食物の頻度は臨床病型によって異なるが，即時型FAの頻度については全国モニタリング調査[1]が行われ，全年齢で鶏卵（38.3％），牛乳（15.9％），小麦（8.0％）が多く，次いで果物類（6.0％），ソバ（4.6％），魚類（4.4％），エビ（4.1％）の順であった．
- 表1に示す通り，年齢別にみると乳幼児期には鶏卵，牛乳，小麦アレルギーの割合が多いが，年齢が上がるにつれ鶏卵，牛乳の割合は低下する．一方で学童期か

表1 即時型食物アレルギーの原因食物 n（％）

原因食物	全年齢	1歳未満	1歳	2-3歳	4-6歳	7-19歳	20歳以上
鶏卵	1486（38.3）	789（62.1）	312（44.6）	179（30.1）	106（23.3）	76（15.2）	24（6.6）
乳製品	616（15.9）	255（20.1）	111（15.9）	117（19.7）	84（18.5）	41（8.2）	8（2.2）
小麦	311（8.0）	90（7.1）	49（7.0）	46（7.7）	24（5.3）	48（9.6）	54（14.8）
果物類	232（6.0）	40（3.1）	30（4.3）	30（5.1）	40（8.8）	45（9.0）	47（12.8）
ソバ	179（4.6）	4（0.3）	23（3.3）	45（7.6）	27（5.9）	54（10.8）	26（7.1）
魚類	171（4.4）	21（1.7）	32（4.6）	22（3.7）	18（4.0）	37（7.4）	41（11.2）
エビ	161（4.1）	4（0.3）	10（1.4）	20（3.4）	29（6.4）	59（11.8）	39（10.7）
ピーナッツ	110（2.8）	4（0.3）	22（3.1）	31（5.2）	28（6.2）	22（4.4）	3（0.8）
大豆	76（2.0）	22（1.7）	16（2.3）	9（1.5）	8（1.8）	9（1.8）	12（3.3）
肉類	71（1.8）	13（1.0）	6（0.9）	7（1.2）	7（1.5）	19（3.8）	19（5.2）
その他	469（12.1）	28（2.2）	88（12.6）	88（14.8）	83（18.3）	89（17.8）	93（25.4）
合計	3882	1270	699	594	454	499	366

文献1）より和訳

- ら成人にかけては果物類，魚類，エビ，ソバの割合が高くなる．一般に鶏卵，牛乳，小麦，大豆アレルギーは成長に伴って耐性を獲得しやすく，ソバ，ピーナッツ，ナッツ類，甲殻類，魚類は自然経過で耐性を獲得しにくいとされる[2]．
- また，主に野菜や果物が原因食物となる口腔アレルギー症候群は学童期以降に発症しやすいことが，年齢別の原因食物頻度に影響していると考えられる．

口腔アレルギー症候群

- 食物アレルギーの特殊型として，学童期以降に花粉の経気道感作が先行して発症する口腔アレルギー症候群（OAS：oral allergy syndrome）では，原因抗原として果物や野菜が多いとされる．表2に，主要な花粉アレルゲンと交差反応性が報告されている原因抗原の一覧を示した．
- OASの原因抗原については，難波らが行ったアンケート調査でメロン，キウイが多かったとの報告がある[3]．花粉症を発症する樹木の生息域は居住地域によって異なるため，何らかの食物をOASの原因抗原と疑った場合，花粉の抗原を含めて抗原特異的IgE値を評価することが重要である．

食物依存性運動誘発アナフィラキシー

- 食物アレルギーの特殊型として，特定の原因抗原を摂取後に運動することでアレルギー症状を惹起する食物依存性運動誘発アナフィラキシー（FDEIA：food-dependent exercise-induced anaphylaxis）という病態がある．詳細はQ7で解説されているが，わが国における報告例の集計（n＝149）では，原因抗原として小麦（62％）や甲殻類（28％）が多いとされる（図1）[2]．

表2　主な花粉と交差反応性が報告されている果物・野菜

花粉	果物・野菜
シラカンバ	バラ科(リンゴ，西洋ナシ，サクランボ，モモ，スモモ，アンズ，アーモンド)，セリ科(セロリ，ニンジン)，ナス科(ポテト)，マタタビ科(キウイ)，カバノキ科(ヘーゼルナッツ)，ウルシ科(マンゴー)，シシトウガラシ等
スギ	ナス科(トマト)
ヨモギ	セリ科(セロリ，ニンジン)，ウルシ科(マンゴー)，スパイス等
イネ科	ウリ科(メロン，スイカ)，ナス科(トマト，ポテト)，マタタビ科(キウイ)，ミカン科(オレンジ)，豆科(ピーナッツ)等
ブタクサ	ウリ科(メロン，スイカ，カンタロープ，ズッキーニ，キュウリ)，バショウ科(バナナ)等
プラタナス	カバノキ科(ヘーゼルナッツ)，バラ科(リンゴ)，レタス，トウモロコシ，豆科(ピーナッツ，ヒヨコ豆)

文献2)より引用

図1　わが国の食物依存性運動誘発アナフィラキシー報告例の原因抗原(n＝149)

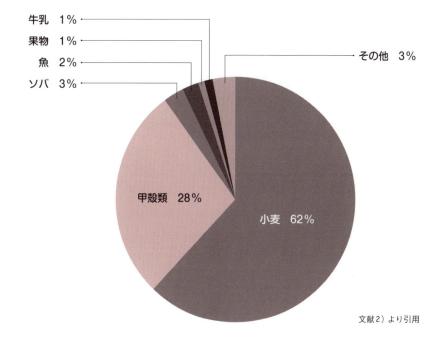

文献2)より引用

文献

1) Akiyama H, et al: Adv Food Nutr Res, 62: 139-171, 2011.
2) 日本小児アレルギー学会食物アレルギー委員会：食物アレルギー診療ガイドライン2012．協和企画，2011．
3) 難波弘行，他：日本花粉学会会誌，50：73-82，2004．

小倉聖剛

part 1　概要と予防

Q4 食物アレルギーにはどのような症状がありますか？

A 食物アレルギーによって引き起こされる症状は様々です。ほとんどの場合，原因食物を摂取して2時間以内に，皮膚，呼吸器，消化器，循環器，神経などに症状が出現します。

解説

- 食物アレルギーで出現する症状は，皮膚，呼吸器，消化器，循環器，神経症状など多彩である。すべての症状が同時に起こるわけではなく，同一の患児が同一の食物を摂取した場合でも出現する症状は摂取量や患児の体調によって異なるため注意が必要である。
- 即時型アレルギーの重症度評価には，SampsonやEAACI（European Academy of Allergy and Clinical Immunology）の重症度評価を改変して簡便に評価できるようにしたものがわが国のアナフィラキシーガイドラインに記載されている（表1）。また，いったん症状が消失したと思われても時間をあけて再び症状が出現すること（二相性反応）もあり，注意が必要である。

皮膚症状

- 食物アレルギーの症状の中で皮膚の症状が最も多い。
- 皮膚症状として瘙痒感，発赤，蕁麻疹，血管性浮腫などが出現する。問診では「湿疹か」「蕁麻疹であったか」という聞き方ではなく，「痒みがあったか」「盛り上がっていたか」「出現して何分くらいで消えたか」など，具体的に項目を挙げて聴取することが正確な診断につながる。
- 眼瞼，眼球，口唇の発赤や腫脹は，摂取の際に直接抗原が粘膜に接触することによっても症状が出現するため，原因食物がついたままの手で顔をこすったことがなかったかなどを確認する。

消化器症状

- 口腔違和感などの粘膜症状と，腹痛，嘔吐，下痢などの症状に分けられる。
- 口腔や咽頭の違和感などの粘膜症状は，食品に対して耐性獲得が得られていく過程で最も遅くまで残りやすいものの1つで，弱い症状のみであれば，保護者と本人に説明の上，摂取を継続させる場合も多い。腹痛は主観的症状であり，判断に

表1　臨床所見による重症度分類

		グレード1（軽症）	グレード2（中等症）	グレード3（重症）
皮膚・粘膜症状	紅斑・蕁麻疹・膨疹	部分的	全身性	―
	瘙痒	軽い瘙痒（自制内）	強い瘙痒（自制外）	―
	口唇，眼瞼腫脹	部分的	顔全体の腫れ	―
消化器症状	口腔内，咽頭違和感	口，のどのかゆみ，違和感	咽頭痛	―
	腹痛	弱い腹痛	強い腹痛（自制内）	持続する強い腹痛（自制外）
	嘔吐・下痢	嘔気，単回の嘔吐・下痢	複数回の嘔吐・下痢	繰り返す嘔吐・便失禁
呼吸器症状	咳嗽，鼻汁，鼻閉，くしゃみ	間欠的な咳嗽，鼻汁，鼻閉，くしゃみ	断続的な咳嗽	持続する強い咳き込み，犬吠様咳嗽
	喘鳴，呼吸困難	―	聴診上の喘鳴，軽い息苦しさ	明らかな喘鳴，呼吸困難，チアノーゼ，呼吸停止，$SpO_2 \leq 92\%$，締めつけられる感覚，嗄声，嚥下困難
循環器症状	脈拍，血圧		頻脈（+15回/分），血圧軽度低下，蒼白	不整脈，血圧低下，重度徐脈，心停止
神経症状	意識状態	元気がない	眠気，軽度頭痛，恐怖感	ぐったり，不穏，失禁，意識消失

文献4）より引用

迷う場合にはプラセボを使用した盲検法による食物経口負荷試験が必要となる。

呼吸器症状

- 鼻閉，くしゃみなどの上気道症状と，咳嗽，喘鳴，犬吠様咳嗽，呼吸困難などの下気道症状が出現する。咳嗽は喘鳴や呼吸困難などの前駆症状として出現することが多く，出現時には頻回の聴診や酸素飽和度の測定を行い，咳嗽の頻度が増えてきた場合は速やかに治療を行う。

循環器症状

- 末梢血管収縮，頻脈といった代償性ショック症状が出現し，進行すると低血圧性ショック，場合によっては心停止を引き起こす。症状の出現時には早期のアドレナリン投与が考慮される。

神経症状

- 活動性の低下から始まり，重症となると意識消失を引き起こす。循環器症状と同様，早期のアドレナリン投与が考慮される。

文献
1) 厚生労働科学研究班による食物アレルギーの診療の手引き 2014.
2) Sampson HA: Pediatrics, 111(6): 1601-1608, 2003.
3) 柳田紀之，他：日本小児アレルギー学会誌，28（2）：201-210，2014.
4) Yanagida N, et al: PloS One, 10(12): e0145567, 2015.

高橋亨平

part 1　概要と予防

Q5 アナフィラキシーとは何ですか？

A アレルギー反応により，体のいろいろな場所にさまざまな症状が起こることをアナフィラキシーといいます。

解説

- アナフィラキシーとは，「アレルゲン等の侵入により，複数臓器に全身性にアレルギー症状が惹起され，生命に危機を与えうる過敏反応」をいう[1]。蕁麻疹，皮膚の発赤や腫脹，腹痛・嘔吐・下痢などの消化器症状，連続する咳・ゼーゼーする呼吸・呼吸困難などの呼吸器症状など，さまざまな症状が生じる。

診断基準と症状

- 日本アレルギー学会が2014年に刊行した『アナフィラキシーガイドライン』では，世界標準の診断基準として，3つのクライテリアによりアナフィラキシーと診断するとしている（図1）。表1にアナフィラキシーの症状を示す。皮膚・粘膜，呼吸器，消化器，心血管系，中枢神経症状に分類されている。
- 表2にアナフィラキシーの機序と誘因を示す。アナフィラキシーの多くはIgEが関与する免疫学的機序により発生し，最も多く認められる誘因は食物で，刺咬昆虫（ハチ，アリ）の毒，薬剤などでは死亡例も多い。
- 薬剤は，IgEが関与しない免疫学的機序，およびマスト細胞を直接活性化することによっても，アナフィラキシーの誘因となりうる。造影剤は，IgEが関与する機序と関与しない機序の両者により，アナフィラキシーの誘因となりうる。
- 「アナフィラキシーに血圧低下や意識障害を伴う場合」を，アナフィラキシーショックという[1]。アナフィラキシーによりショック症状に進展すると生命に危険が及ぶので，アナフィラキシーの初期段階での的確な臨床判断と迅速な対応が求められる。

図1　診断基準

以下の3項目のうちいずれかに該当すればアナフィラキシーと診断する

1. 皮膚症状（全身の発疹，瘙痒または紅潮），または粘膜症状（口唇・舌・口蓋垂の腫脹など）のいずれかが存在し，急速に（数分～数時間以内）発現する症状で，かつ下記a，bの少なくとも1つを伴う。

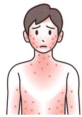
皮膚・粘膜症状

さらに，少なくとも右の1つを伴う

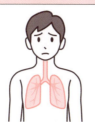
a．呼吸器症状
（呼吸困難，気道狭窄，喘鳴，低酸素血症）

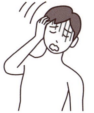
b．循環器症状
（血圧低下，意識障害）

2. 一般的にアレルゲンとなりうるものへの暴露の後，急速に（数分～数時間以内）発現する以下の症状のうち，2つ以上を伴う。

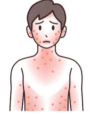
a．皮膚・粘膜症状
（全身の発疹，瘙痒，紅潮，浮腫）

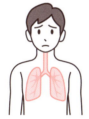
a．呼吸器症状
（呼吸困難，気道狭窄，喘鳴，低酸素血症）

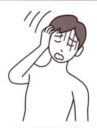
b．循環器症状
（血圧低下，意識障害）

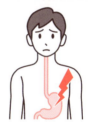
d．持続する消化器症状
（腹部仙痛，嘔吐）

3. 当該患者におけるアレルゲンへの暴露後の急速な（数分～数時間以内）血圧低下。

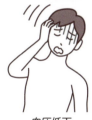
血圧低下

収縮期血圧低下の定義：平常時血圧の70％未満または下記

生後1カ月～11カ月	＜70mmHg
1～10歳	＜70mmHg+（2×年齢）
11歳～成人	＜90mmHg

文献1）より転載

表1　臨床所見

皮膚・粘膜	紅潮，瘙痒感，蕁麻疹，血管浮腫，麻疹様発疹，立毛，眼結膜充血，流涙，口腔内腫脹
呼吸器	鼻瘙痒感，鼻閉，鼻汁，くしゃみ 咽頭瘙痒感，咽喉絞扼感，発声障害，嗄声，上気道性喘鳴，断続的な乾性咳嗽 下気道：呼吸数増加，息切れ，胸部絞扼感，激しい咳嗽，喘鳴/気管支痙攣，チアノーゼ，呼吸停止
消化器	腹痛，嘔気，嘔吐，下痢，嚥下障害
心血管系	胸痛，頻脈，徐脈（まれ），その他の不整脈，動悸 血圧低下，失神，失禁，ショック，心停止
中枢神経系	切迫した破滅感，不安（乳幼児や小児の場合は，突然の行動変化，例えば，短気になる，遊ぶのを止める，親にまとわりつくなど），拍動性頭痛（アドレナリン投与前），不穏状態，浮動性めまい，トンネル状視野

文献1）より転載

表2 アナフィラキシーの発生機序と誘因

IgEが関与する免疫学的機序	食物	小児	鶏卵, 牛乳, 小麦, 甲殻類, ソバ, ピーナッツ, ナッツ類, ゴマ, 大豆, 魚, 果物など
		成人	小麦, 甲殻類, 果物, 大豆(豆乳), ピーナッツ, ナッツ類, アニサキス, スパイス, ソバ, 魚など
	昆虫		刺咬昆虫(ハチ, 蟻)など
	医薬品		βラクタム系抗菌薬*, NSAIDs*, 生物学的製剤*, 造影剤*, ニューキノロン系抗菌薬など
	その他		天然ゴムラテックス, 職業性アレルゲン, 環境アレルゲン, 食物+運動, 精液など
IgEが関与しない免疫学的機序	医薬品		NSAIDs*, 造影剤*, デキストラン, 生物学的製剤*など
非免疫学的機序(例:マスト細胞を直接活性化する場合)	身体的要因		運動, 低温, 高温, 日光など
	アルコール		
	薬剤*		オピオイドなど
特発性アナフィラキシー(明らかな誘因が存在しない)	これまで認識されていないアレルゲンの可能性		
	マスト(肥満)細胞症		クローン性マスト細胞異常の可能性

＊複数の機序によりアナフィラキシーの誘因となる
NSAIDs:nonsteroidal anti-inflammatory drugs(非ステロイド性抗炎症薬)

文献1)より転載

文献 1) 日本アレルギー学会:アナフィラキシーガイドライン. 2014.

海老澤元宏

アレルゲンについて

　食物アレルゲンの多くは蛋白質であり、1つのアレルゲンは複数の蛋白質（アレルゲンコンポーネント）で構成されている[1]。そのうち、患者の半数以上で特異的IgE抗体が認識し、誘発症状を起こすことが確認されているアレルゲンコンポーネントのことを主要アレルゲンという。

　アレルゲンのなかで特異的IgE抗体が結合する部分をエピトープ（抗原決定基）という。エピトープには連続したアミノ酸配列のものや3次元構造をとる不連続なアミノ酸配列のものがある。異なるアレルゲンに共通のアミノ酸配列を持つエピトープが存在すると、IgE抗体はいずれにも結合する（交差抗原性）。

　たとえば、ピーナッツのアレルゲンコンポーネントであるAra h 8にはシラカンバのアレルゲンコンポーネントであるBet v 1と共通するエピトープがある。このため、シラカンバのアレルギー患者でピーナッツ特異的IgE抗体が陽性となることがある。これを交差抗原性と呼んでいる。交差抗原性による感作は必ずしも症状の誘発と結びついていないため、診断をする際には注意を要する。

　最近、アレルゲンコンポーネントに対する特異的IgE抗体の測定が可能となった。鶏卵のオボムコイド、小麦のω5グリアジン、ピーナッツのAra h 2（図1）などは食物アレルギーの診断効率の向上に寄与することが報告され[2〜5]、日常的にも利用できる。

図1　ピーナッツアレルギー診断とコンポーネント

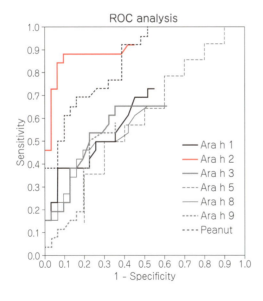

文献3）より引用

文献
1）日本小児アレルギー学会食物アレルギー委員会：食物アレルギー診療ガイドライン2012．協和企画，2011．
2）Ebisawa M, et al: Int Arch Allergy Immunol, 158(1): 71-76, 2012.
3）Ebisawa M, et al: Pediatr Allergy Immunol, 23(6): 573-581, 2012.
4）Ebisawa M, et al: J Allergy Clin Immunol Pract, 3(1): 131-132, 2015.
5）Ando H, et al: J Allergy Clin Immunol, 122(3): 583-588, 2008.

佐藤さくら

part 1　概要と予防

Q6　食物アレルギーは治りますか？

A 乳幼児期に発症した食物アレルギーの多くは成長に伴い治ります。特に鶏卵，牛乳，大豆，小麦アレルギーは治りやすいと言われていますが，臨床型や原因食物によって異なります。

解説

- 食物アレルギーは，小児期から成人期までさまざまなタイプが存在し[1]，発症パターンや原因抗原の種類，耐性化率などが年齢によって変化する。

耐性化しやすい臨床型や原因食物

- **新生児・乳児消化管アレルギー**：新生児期，乳児期早期に主に牛乳が原因となり発症する食物アレルギーである。症状は血便，嘔吐，下痢などの消化器症状が主であり外科的疾患の鑑別が必要である。治療には加水分解乳やアミノ酸調整乳を用いる。これらの治療導入など適切な対応がとれれば，多くの症例は1歳までに耐性を獲得するとされている。
- **食物アレルギーの関与する乳児アトピー性皮膚炎**：生後3カ月以内に顔面の瘙痒の強い湿疹で始まり，スキンケアやステロイド外用療法を行っても改善がみられないのが典型例である。ただし，すべての乳児アトピー性皮膚炎に食物アレルギーが関与しているわけではない。多抗原に感作されているような症例では不必要な除去を防ぐためにも専門施設での適切な診断・治療が必要である。即時型食物アレルギー発症のリスクを回避するためにも，また早期に耐性を獲得させるためにも，早期に診断し対応することが重要である。
- **即時型症状**：即時反応は乳児期から成人まですべての年齢で起こりうる。食物アレルギーの関与する乳児アトピー性皮膚炎タイプから即時型症状への移行例も多い。学童・成人発症の場合は自然に寛解していくことは少ないが，乳児期発症例では抗原にもよるが，一般的に寛解しやすい。
- **鶏卵**：鶏卵アレルギーの経過については様々な報告があるが，4歳から4歳半までに，約50％が耐性を獲得するという報告が多い。なお，池松らの報告では，3歳までに31％が耐性を獲得していた（図1）[2]。また，相模原病院において負荷試験を施行した2005年生まれの鶏卵アレルギー児の経過を追ったところ，6歳までに80％近くが耐性を獲得していた[3]。特異的IgE値の高値が遷延する場合や

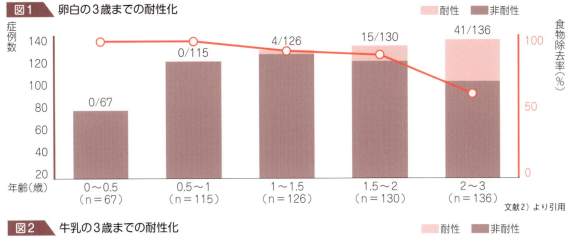

図1 卵白の3歳までの耐性化

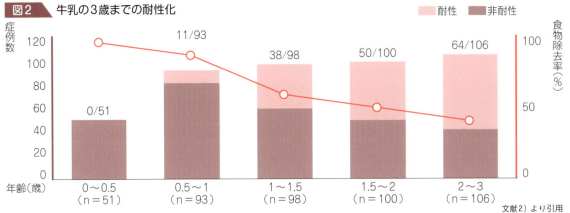

図2 牛乳の3歳までの耐性化

食物アレルギー以外のアレルギー疾患の合併がある場合などに耐性が獲得されにくいと報告されている。

- **牛乳**：牛乳アレルギーの自然経過についても多くの報告があり，IgE抗体が関与する症例では3歳で50％が耐性を獲得しているのがほとんどである。池松らの報告では，3歳までに60％が耐性を獲得していた（図2）。また，当院において負荷試験を施行した2005年生まれの牛乳アレルギー児の経過を追ったところ，6歳までに80％近くが耐性を獲得していた[4]。鶏卵と同様に，IgE値が高い場合は耐性が獲得されにくい傾向にあった。
- **小麦**：小麦アレルギーについては報告により数値にばらつきがあるが，4歳までに3～6割，8歳までに5～7割が耐性を獲得したとされている。池松らの報告では，3歳までに63％が耐性を獲得していた（図3）。
- **大豆**：一般的には，大豆アレルギーは早期に耐性を獲得すると考えられている。池松らの報告によると，耐性化率の経年的変化は生後半年～1歳時に30％，2～3歳には78％であった（図4）。

治りにくい臨床型や原因食物

- **食物依存性運動誘発アナフィラキシー（FEIAn/FDEIA）**：ある特定の食物摂取に運動負荷が加わることによってアナフィラキシー症状が誘発されるタイプのア

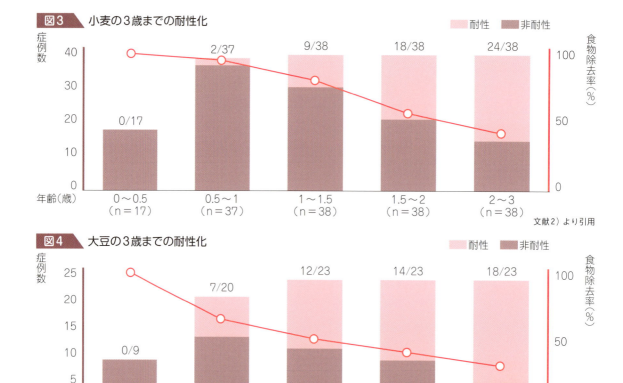

図3 小麦の3歳までの耐性化

図4 大豆の3歳までの耐性化

レルギーである。FDEIAの予後に関する報告は少ないが，一度発症すると寛解は難しいと考えられている（**Q7**参照）。

- **口腔アレルギー症候群（OAS）**：口腔粘膜に限局したIgE抗体を介した即時型アレルギー症状である。花粉によって経気道的に感作が成立し，花粉と交差抗原性がある果物・野菜が主要な原因食物となることが多い。症状は，口唇，舌，咽頭の急激な瘙痒・違和感など口腔内に限局したのもが主である。OASの予後に関する報告は少ないが，一度発症すると寛解は難しいと考えられている（**Q8**参照）。
- **ナッツ類・ピーナッツアレルギー**：ナッツ類など幼児・学童期に典型的な即時型反応で発症するタイプでは，成人までキャリーオーバーすることが多い。
- **甲殻類アレルギー**：乳児期発症例では耐性を獲得できる可能性はある。しかし長期経過ははっきりとわかっておらず，年長発症の場合は耐性を獲得しにくいと考えられている。

文献
1) Ebisawa M, et al: Allergol Int, 58: 475-483, 2009.
2) 池松かおり，他：アレルギー，5：533-541，2006.
3) Ohtani K, et al: Allergol Int (in press).
4) 小池由美，他：アレルギー，3・4：532，2012.

小池由美

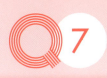

part 1 　概要と予防

Q7 食物依存性運動誘発アナフィラキシーとは何ですか？

食物依存性運動誘発アナフィラキシーとは，ある特定の食物摂取後の運動負荷によって，全身蕁麻疹，喘鳴など呈するアナフィラキシーが誘発される疾患です。

解説

- 食物依存性運動誘発アナフィラキシー（FEIAn/FDEIA：food dependent exercise-induced anaphylaxis）は，『食物アレルギーの診療の手引き2014』で食物アレルギーの特殊型に分類されている[1]。『食物アレルギー診療ガイドライン2012』では，食物摂取単独，あるいは運動負荷単独での症状は認められず，ある特定の食物摂取後の運動負荷によって，全身蕁麻疹，喘鳴など呈するアナフィラキシーが誘発される疾患と定義される[2]。

- しかし，『特殊型食物アレルギーの診療の手引き2015』では，「特定の食物摂取と運動等の二次的要因の組み合わせで蕁麻疹等のアレルギー症状をきたすもの」とされており，二次的要因には非ステロイド系抗炎症薬の服用やアルコール飲料の摂取を含み，食物と運動の組み合わせに制限されていない[3]。

- FDEIAの発症機序はまだ解明されていないが，運動を含む二次的要因によりアレルギー症状を呈する閾値が下がることが知られている。耐性獲得と思われた後に再燃した症例が存在し，二次的要因（増悪因子）の影響に注意が必要である[4]。

有症率

- 1998年と2012年の調査におけるFDEIAの中学校の養護教諭へのアンケートの結果では，いずれも約6,000人に1人の有症率であった[5,6]。しかし，養護教諭におけるFDEIAの認知率は1998年の30％と比べて，2012年は90％へと増加していた。

原因抗原

- 日本の報告ではFDEIAの原因が推定できた抗原のうち，頻度が多い順に小麦51％，エビ24％であり[7]，近年では果物や野菜が増加傾向とされる[8]。また，イタリアの報告では，トマト30％，小麦10％の順であり[9]，地域ごとに原因抗原が異なっている（図1）。

図1 食物依存性運動誘発アナフィラキシーの原因抗原（全年齢）

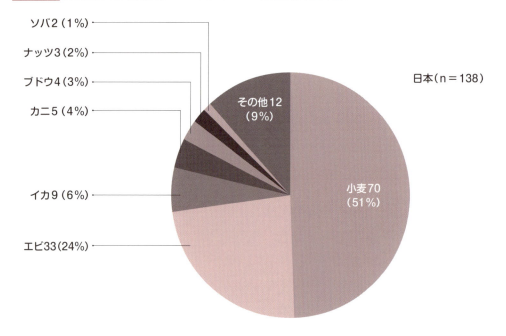

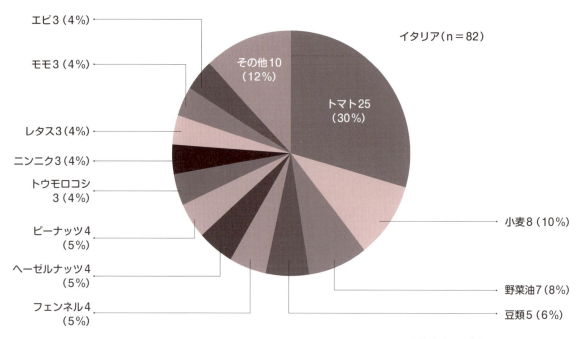

文献7）9）より作成

- 小麦が原因である頻度が高いため小麦によるFDEIAを疑ったが，他の抗原が原因であった症例もありえる。Sanchezはパンケーキ[10]，Adachiはお好み焼き[11]の摂取後の運動でアナフィラキシーを起こした症例を報告している。その2例は小麦が原因ではなく，混入したダニが原因の運動誘発アナフィラキシーであった。

臨床像

- 出現する症状は，通常の即時型食物アレルギーと同様に皮膚症状が最も多く，全身性の蕁麻疹，血管浮腫，紅斑がほぼ全例で出現する[7]。咳嗽，呼吸困難などの呼吸器症状が約70％，血圧低下や意識レベルの低下などのショック症状も約50％に認められるという報告がある[2]。最重症例では，FDEIAにより死亡した症例[12]や，腸穿孔となった症例[13]が報告されている。
- 運動からの発症時間は1時間以内が多いとされている[8,9]。しかし，原因食物摂取1時間後に運動を行い，運動開始から5時間後に発症した報告もある[14]。運動開始から1時間の観察が特に重要であるが，遅れて発症する可能性も考慮するべきである。

診断

- FDEIAを疑う場合，確定診断と除外診断のために誘発試験を行うことが望まれる[2]。病歴や血液検査，皮膚テストなどを参考に，誘発試験を行う食物を決定する。即時型の小麦アレルギーと同様にFDEIAにおいても，ω5グリアジン特異的IgEの有用性が評価されており，陽性的中率37.5％，陰性的中率91％であったと報告されている[15]。感度は成人92.8％，20歳未満では46.1％であり，小児では成人に比べるとやや劣る。
- 管理・治療に関しては**Q35**を参照。

文献
1）厚生労働科学研究班による食物アレルギーの診療の手引き2014.
2）日本小児アレルギー学会食物アレルギー委員会：食物アレルギー診療ガイドライン2012．協和企画，2011．
3）厚生労働科学研究班：特殊型食物アレルギーの診療の手引き2015．
4）Niggemann B, et al: Allergy, 69: 1582-1587, 2014.
5）Aihara Y, et al: J Allergy Clin Immunol, 108: 1035-1039, 2001.
6）Manabe T, et al: Allergol Int, 64: 285-286, 2015.
7）原田晋，他：アレルギー，49：1066-1073，2000．
8）相原雄幸：アレルギー，56：451-456，2007．
9）Romano A., et al: Clin Exp Allergy, 42: 1643-1653, 2012.
10）Sanchez-Borges M, et al: J Allergy Clin Immunol, 120: 714-716, 2007.
11）Adachi YS, et al: Int Arch Allergy Immunol, 162: 181-183, 2013.
12）Noma T, et al: Asian Pac J Allergy Immunol, 19: 283-286, 2001.
13）黒木のぞみ，他：臨床皮膚科，61：873-875，2007．
14）Oyefara BI, et al: Allergy Asthma Proc, 28: 64-66, 2007.
15）Morita E, et al: Allergol Int, 58: 493-498, 2009.

浅海智之

part 1　概要と予防

Q8 口腔アレルギー症候群とは何ですか？

A 果物や生野菜を摂取後に口腔内違和感や唇の腫れ，口周囲の蕁麻疹などを呈するアレルギー症状のことです。多くの方は花粉症にかかっており，その場合はPFAS（pollen-food allergy syndrome）とも呼ばれます。

解説

- 口腔アレルギー症候群（OAS：oral allergy syndrome）は，『食物アレルギーの診療の手引き2014』で食物アレルギーの特殊型に分類されており[1]，『食物アレルギー診療ガイドライン2012』では，口腔粘膜に限局したIgE抗体を介した即時型アレルギー症状と定義される[2]。しかし，『特殊型食物アレルギーの診療の手引き2015』では，「食物摂取時に口腔・咽頭粘膜の過敏症状をきたすものをいい，ショックをきたすことがある」とされている[3]。

- OASという用語は幅広い意味で使われており，OASが何を意味するのか注意が必要である。『特殊型食物アレルギーの診療の手引き2015』やヨーロッパでは，OASは口腔咽頭粘膜症状という臨床的な特徴に注目した診断名であり，原因食品や発症機序について特に制限はないとしている（広義のOAS）。一般的には，花粉症患者にみられる経気道感作が原因と考えられる植物性食品による口腔咽頭症状がOASと呼ばれている（狭義のOAS）。

- 花粉感作が原因となって食物アレルギーが発症することをPFAS（pollen-food allergy syndrome）と呼ばれ，PFASとOASの関係は図1のようになる。OASは臨床症状，PFASは花粉との交差反応という発症機序に着目した名称と考えられている[4,5]。図1の点線で示したところが『食物アレルギー診療ガイドライン2012』による定義であり，「生野菜・果物が原因で，口腔粘膜に限局」という点で他と異なっている。

発症機序

- 果物で同定されている抗原の多くは花粉抗原と交差抗原性（両者に共通して特異的IgE抗体が結合する）を持ち，OASに関与する成分である。代表的な抗原としてはPR-10（pathogenesis-related protein-10），プロフィリン，LTP（lipid transfer protein）が知られている。これらは多くの植物に共通して存在しており，食物・花粉間など広範囲に交差抗原性を示す。これらの抗原に感作されると交差

反応性がある広範囲の野菜・果物に過敏反応を示す可能性がある（図1）。シラカンバ，ハンノキ花粉のPR-10（Bet v 1）で感作され，バラ科（リンゴ，モモなど）のOASを発症する報告が多い。

- また，地中海沿岸地域ではモモそのもののLTPに感作され，花粉と関係なくモモアレルギーを発症するとされている。しかし，スペインや中国などの一部の地域ではヨモギ花粉のLTP（Art v 3）による経気道感作で，モモアレルギーが発症する可能性があると指摘されている[6,7]。また，ヨモギ花粉症発症後にセロリやスパイスで全身症状を呈するセロリ・ヨモギ・スパイス症候群を呈する報告があり，この感作はプロフィリンやLTPを介していると考えられている[5]。

疫学

- 日本でカバノキ科花粉感作例のOAS合併率は7〜55％と幅が広い[8]。また，横浜での調査では，リンゴ，モモ，メロン，キウイ，イチゴ，大豆，西洋ナシによるOASの頻度が高かった[9]。

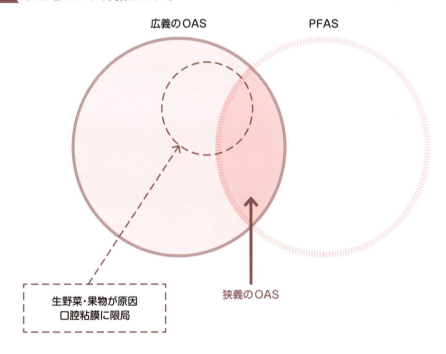

図1 OASとPFASの関係について

臨床症状

- 食物摂取直後から始まる咽頭・口腔粘膜の瘙痒が最も多く，この症状は軽症であり自然に治まる。一部の症例では蕁麻疹，喘鳴，血圧低下などの全身症状を呈することがある（図2）。運動によりアナフィラキシーへ進展した症例もあり増悪因子には注意する必要がある[10]。
- OASの症状は季節によって変動し，品種や保存法で抗原性が変化するため，臨床症状の把握や耐性の判断が難しい[11,12]。
- キウイフルーツやパイナップルは，シュウ酸カルシウムやプロテアーゼによる皮膚と粘膜への刺激があるためOASとの鑑別が必要である[13]。交差抗原性・患者指導についてはQ36を参照。

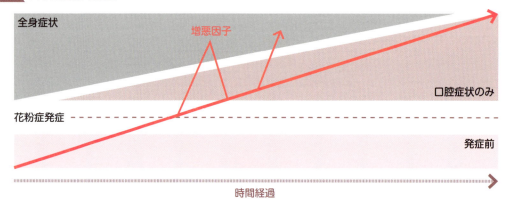

図2　PFAS発症の経過

文献
1) 厚生労働科学研究班による食物アレルギーの診療の手引き2014.
2) 日本小児アレルギー学会食物アレルギー委員会：食物アレルギー診療ガイドライン2012．協和企画，2011.
3) 厚生労働科学研究班：特殊型食物アレルギーの診療の手引き2015.
4) 猪又直子：Journal of Environmental Dermatology and Cutaneous Allergology, 4 (3)：125-136, 2010.
5) Egger M., et al: Allergy, 61: 461-476, 2006.
6) Gao ZS, et al: J Allergy Clin Immunol, 131: 224-226, e221-223, 2013.
7) Lombardero M, et al: Clin Exp Allergy, 34: 1415-1421, 2004.
8) 守田亜希子，他：アレルギー，57：138-146，2008.
9) Maeda N, et al: Ann Allergy Asthma Immunol, 104: 205-210, 2010.
10) 金子真理，他：アレルギー，62：698-703，2013.
11) Bolhaar ST, et al: J Allergy Clin Immunol, 116: 1080-1086, 2005.
12) Muraro A, et al: Allergy, 69: 1008-1025, 2014.
13) Konno K, et al: PLoS One, 9: e91341, 2014.

浅海智之

part 1 概要と予防

Q9 アトピー性皮膚炎と食物アレルギーは関係がありますか？

A 関係がある場合とない場合があります。どちらが原因で結果なのかもわかっていません。乳児期では両疾患の合併が多いため湿疹を改善させた後に食物アレルギーの合併について評価します。

解 説

- 小児の食物アレルギーの大多数は，乳児アトピー性皮膚炎を併発する。日常臨床では，湿疹を主訴に来院する児に食物アレルギーを認めることはよく経験する。これらの児において原因食物を除去（母または児）することで湿疹の改善が得られることがあり，湿疹の乳児を診療する際には食物アレルギーの関与も疑う必要がある（図1）。

図1　湿疹のある乳児の診療

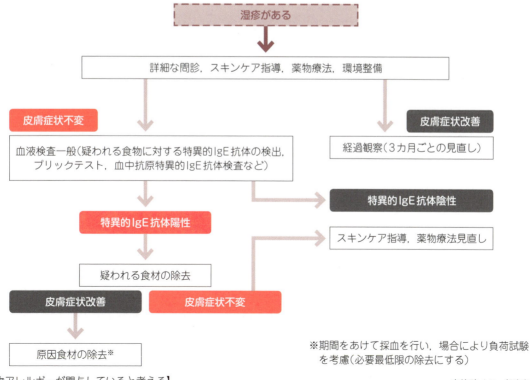

※期間をあけて採血を行い，場合により負荷試験を考慮（必要最低限の除去にする）

【食物アレルギーが関与していると考える】

文献7）より一部改変

湿疹をもつ乳児にどの程度，食物アレルギーが関与するのか

- 慢性に経過する湿疹を主訴に来院した乳児を対象にした池松らの検討では，208例のうち148例（71％）がアトピー性皮膚炎と診断され，109例（全体の52％）に食物アレルギーを認めたとしている[1]。また，Sampsonらも，重症アトピー性皮膚炎児らに食物負荷試験を施行すると63％に陽性反応を認めたとしている[2]。
- このため，慢性に経過する湿疹の乳児では，はじめにスキンケアや軟膏療法をしっかりと行い，症状の改善が認められない場合には食物アレルギーの関与を考慮する。血液検査や皮膚テストを参考に，除去負荷試験にて症状の有無を確認する（母乳栄養の場合には，母乳摂取による湿疹の悪化の有無）。

湿疹の特徴と食物アレルギーについて

- Hillらは，中等症から重度のアトピー性皮膚炎患者2,184名を対象とした検討にて，生後3カ月以内に重症な湿疹を認めた児では，食物抗原に対するIgEの陽性率が64％であったが，同じ3カ月以内でも軽症の湿疹患者では38％と低い結果であったとしている[3]。また，湿疹発症が生後早期（1歳未満）の児は，発症後期（1歳以上）の児に比較して，食物抗原に対するIgE陽性率が高い。
- このため早期の発症，重症湿疹である場合には，食物抗原に対し感作が進行している場合が多いと想定され，早期の介入が重要である。

経皮感作について

- 2008年，Lackらは，食物アレルギーにおける新しい概念を提唱した[4]。それは，低容量の環境内の食物抗原への暴露は経皮的にアレルゲンに対する感作を誘導し，高容量の抗原の経口摂取は免疫療法を誘導するというもので「Dual allergen exposure hypothesis」と呼ばれる。この仮説が提唱され，経皮感作経路が注目されるようになり，食物アレルギー発症予防における湿疹管理の重要性が高まった（Q2参照）。
- その後，皮膚バリア機能に関わるフィラグリン遺伝子の変異によるバリア機能の低下とピーナッツアレルギーに関連があるとする報告[5]がなされるなど，食物アレルギーの発症にバリア機能の低下が重要であるとされるようになった。

湿疹のケアとアレルギー予防について

- 福家らの検討では，重症のアトピー性皮膚炎患児らにステロイド軟膏による抗炎症治療を行い，コントロール良好群において，鶏卵とミルクに対する特異的IgE値がコントロール不良群に比較し低値であることを報告している[6]。このことは，湿疹の鎮静化が感作防止につながることを示している。

湿疹の原因特定とアトピー性皮膚炎の改善

- これまでの知見をまとめると，乳児の食物アレルギーとアトピー性皮膚炎が合併していることが多いことは確実であるが，食物アレルギーによりアトピー性皮膚炎が発症するのか，アトピー性皮膚炎が食物アレルギーを誘発するのかに関しては結論に至ってはいない．食物アレルギーが発症する経路にも，経胎盤，経母乳，そして経皮感作経路が想定されるため，患者それぞれで発症機序が異なることが想定される．

- 近年，経皮感作による食物アレルギーの発症についても，感作が成立するには，食物抗原が侵入するほどのバリア機能障害があることに加えて，抗原提示細胞が活性化するような炎症状態（湿疹）も同時に存在する必要があるとされる．現時点でいえるのは，皮膚炎のコントロールのみで食物アレルギー発症防止につながるかは不明だが，湿疹コントロールが不良であることは，食物抗原や環境抗原に対する感作を誘発しやすい状態であるといえる．

- このため，湿疹治療を行う際は，湿疹の原因特定（食材だけでなく環境因子など）を進めると同時に，アトピー性皮膚炎を徹底的に改善することが優先される．これは不必要な食事除去を減らすことにつながり，その後の食事指導も進めやすくなると考えられる．

文献
1) 池松かおり, 他：アレルギー, 55：107-114, 2006.
2) Sampson HA: Allergy. 6th ed, 1625-1632, Principles and Practice, 2003.
3) Hill DJ, et al: Clin Exp Allergy, 38(1): 161-168, 2008.
4) Lack G: J Allergy Clin Immunol, 121(6): 1331-1336, 2008.
5) Brawn SJ, et al: J Allergy Clin Immunol, 127(3): 661-667, 2011.
6) Fukuie T, et al: Br J Dermatol, 163(5): 1127-1129, 2010.
7) 厚生労働科学研究班による食物アレルギーの診療の手引き2014.

飯倉克人

part 1 概要と予防

Q10 アトピー性皮膚炎はどのように管理したらよいのですか？

A 治療の基本は，①原因，悪化因子の検索と探索，②皮膚機能異常の補正（スキンケア），③薬物療法であり，この3本柱を常に念頭において日常管理を行います。

解説

- アトピー性皮膚炎は全年齢を通じて認める疾患である。皮疹の好発部位や性状は年代によりそれぞれ特徴があり，悪化因子も異なる。個々の症例の経過を適切に把握し，対応する必要がある。

原因，悪化因子の検索と探索

- アトピー性皮膚炎の原因・悪化因子を図1に示す。全年齢を通じて共通する因子が多いものの，乳・幼児期での食物，成人でのストレスなど，年齢により異なる悪化因子もある。乳児期に発症するアトピー性皮膚炎はその約1/3～2/3に食物アレルギーを合併するが，成長とともに食物アレルギーは寛解していき，青年期，成人では両者の合併は少ない[2]。
- 乳児に対して適切なスキンケア，薬物療法を行ってもアトピー性皮膚炎の症状が改善しない，あるいは繰り返す場合には，悪化因子として食物アレルギーが関与している可能性を疑う。アトピー性皮膚炎の児では血液検査で多抗原の食物感作が認められることも多く，除去品目の慎重な絞りこみが必要であり，専門施設への紹介が望まれる。

皮膚機能異常の補正（スキンケア）

- スキンケアの基本は，悪化因子を取り除き，ドライスキンを防ぐことである。ドライスキンになると外界からのダニやホコリ，食べ物のかすなどの異物が刺激になり皮膚炎の原因となりえる。そのため，常日頃から保湿をこまめに行うことが重要である。
- 具体的には，1日1回は低刺激性の石けんを泡立ててやさしく全身を洗う。夏場で汗をよくかいたときや外で遊んだあとなどはシャワー浴で洗い流す。洗うと皮脂が奪われるため，洗った後はすぐに保湿剤を外用する。明らかな紅斑などがなくても，触ってざらつきのある部位には必ず保湿を行うよう指導する。

図1　アトピー性皮膚炎の原因・悪化因子

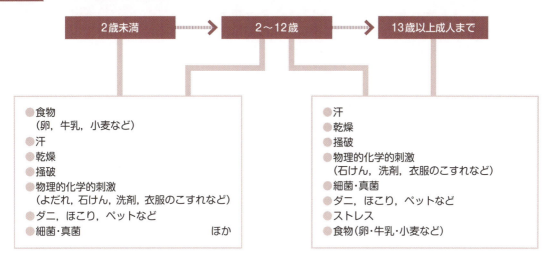

薬物療法

- 外用療法は，保湿剤を中心としたスキンケアとステロイド外用薬，タクロリムス軟膏を中心とした炎症制御に分けられる。軽症例の治療には白色ワセリンやプロペト，ヒルドイド®ソフト軟膏など保湿を主とした外用薬を用いる。紅斑，浸潤など炎症の強い皮疹には，ステロイド外用薬や2歳以上の顔面であれば小児用タクロリムス軟膏（0.03％）を1日1〜2回外用する（外用薬の詳細についてはQ12参照）。
- 乳幼児期においては，外用療法のみでコントロール可能なことが多いが，全身の皮疹が遷延したり，瘙痒のため睡眠が障害される場合などに抗アレルギー薬の内服を追加することにより症状が軽減する場合がある。

日常管理

- 乳幼児期に発症したアトピー性皮膚炎の経過は個人差が大きいが，わが国の後方視的調査では半数程度は小学校入学までに寛解している[3]。したがって，アトピー性皮膚炎と診断した際には"寛解する可能性が高い疾患であること"を必ず伝え，親の疾患に対する不安，ステロイド薬外用に対する不安を取り除くことが必要である。
- そのうえで適切なスキンケアと外用指導を行うと，大部分の症例は改善する。治療抵抗性を示した場合に，あらためて食物アレルギーをはじめとした悪化因子の関与を疑う必要がある。

文献
1) 日本アレルギー学会：アレルギー総合ガイドライン2013，p.304-306，協和企画，2013．
2) Werfel T, et al: Allergy, 62 (7): 723-728, 2007.
3) 片桐一元：皮膚の科学，13 (21): 11-14，2014．

小倉香奈子

part 1　概要と予防

Q11 アトピー性皮膚炎は治りますか？

A アトピー性皮膚炎の半数以上は小学校入学前に治り，学童期以降も治る割合は増加すると考えられていますが，一部の患者においては成人になっても症状が続きます。

解説

- アトピー性皮膚炎は増悪と軽快を繰り返す皮膚疾患で，症状が完全に消失した状態が持続することを「寛解」といい，治癒とほぼ同義に使用される。

乳幼児期のアトピー性皮膚炎の寛解率

- 海外での予後調査として，ドイツのIlliらは1,312人の出生コホートにおいて2歳までにアトピー性皮膚炎を発症した282人を7歳まで追跡したところ，43.2％が3歳までに寛解し，38.3％が3歳以降に間欠的な症状を認め，7歳まで症状が持続していたのは18.7％だったと報告している[1]。カナダのCarlstenらは373人の濃厚な家族歴があるハイリスク児を対象とした出生コホートにおいて，2歳までに62人がアトピー性皮膚炎を発症し，そのうち58％が7歳までに寛解していたと報告している[2]。台湾のHuaらは出生コホートにおいて2歳までにアトピー性皮膚炎を発症していた1,404人のうち69.8％が10歳の時点で寛解していたと報告している[3]。また，イタリアのRicciらは6〜36カ月にアトピー性皮膚炎を発症した205人を5年以上観察した研究において，6歳までに60.5％が寛解していたと報告している[4]。

- わが国での予後調査として，Ohshimaらの報告では，1歳未満でアトピー性皮膚炎と診断された169人を4年間追跡したところ，症状が51％で改善，34％で消失していたと報告している[5]。また，別の報告で古江らは石垣島の0〜6歳の保育園児を4年間にわたり調査し，アトピー性皮膚炎と診断された74人のうち71.6％が3年後に寛解したとしている[6]。ただし，石垣島の幼児のアトピー性皮膚炎の有症率は本土に比べると非常に低いことを，この報告を解釈する際に考慮する必要性がある。阿南らは1995年の小学校就学時検診から，アトピー性皮膚炎の症状を認めていたのは91人，アトピー性皮膚炎の既往があり，すでに寛解していると考えられるものは196人であったことから，アトピー性皮膚炎の68.3％が小学校入学前に寛解していたと報告している[7]。

表1 各国の代表的な予後調査

国	study design	観察期間	寛解率（%）
ドイツ	出生コホート	出生から7歳まで	3歳の時点で43.2%
カナダ	ハイリスク児の出生コホート	出生から7歳まで	7歳の時点で58%
台湾	出生コホート	出生から10歳まで	10歳の時点で69.8%
イタリア	長期間のfollow-up	平均16.9年	6歳の時点で60.5%
日本	4年間のfollow-up	乳児期から4歳まで	4歳の時点で34%

- 表1に各国の代表的な報告をまとめた[1)～5)]。それぞれの研究において，研究の手法，対象，調査期間，環境因子などが異なることから，乳幼児期のアトピー性皮膚炎寛解についての明確な答えを導き出すことはできない。しかし，これらの報告から乳児期から幼児期早期までに発症したアトピー性皮膚炎の半数以上が小学校入学までに寛解していると推測される。

学童期以降のアトピー性皮膚炎の寛解率

- 乳幼児期のアトピー性皮膚炎に関する報告は多いが，学童期から思春期，そして思春期から成人への移行についての報告は比較的少ない。
- 海外での予後調査とて，ドイツのPetersらはコホート研究において9～11歳の時点でアトピー性皮膚炎と診断された学童424人のうち52.4%が16～20歳の時点で寛解していたと報告している[8)]。また，デンマークのMortzらは中学2年生を対象としたコホート研究においてアトピー性皮膚炎罹患者306人のうち52.4%が15年後の28～30歳時には寛解していたと報告している[9)]。
- わが国では，加藤らが小学校1年生のときに見られたアトピー性皮膚炎の75%が中学入学時に寛解していたと報告している[10)]。阿南らの報告では，小学校入学時にアトピー性皮膚炎と診断され学童のうち，約半数は小学校卒業までに寛解していた。また，彼らはアトピー性皮膚炎の外来患者60人について寛解に移行した年齢を調査しているが，全体の50%が自然寛解に達するのは8～9歳頃であり，16歳を過ぎると90%が寛解していたと報告している[7)]。
- 以上から，学童期以降も寛解するアトピー性皮膚炎児の割合は増加すると考えられるが，一部の患者は成人になっても症状が持続していることが伺われる。

文献
1) Illi S, et al: J Allergy Clin Immuno, 113(5): 925-931, 2004.
2) Carlsten C, et al: Ann Allergy Asthma Immunol, 110(1): 24-28, 2013.
3) Hua TC, et al: Br J Dermatol, 170(1): 130-135, 2014.
4) Ricci G, et al: J Am Acad Dermatol, 55(5): 765-771, 2006.
5) Ohshima Y, et al: Ann Allergy Asthma Immunol, 89(3): 265-270, 2002.
6) 古江増隆，他：皮膚アレルギーフロンティア，7(3)：11，2009．
7) 阿南貞雄，他：皮膚，38（Suppl. 18）：13-16，1996．
8) Peters, et al: J Allergy Clin Immunol, 126(3): 590-595, 2010.
9) Mortz, et al: Allergy, 70: 836-845, 2015.
10) 加藤則人，他：アレルギー，59：293，2010．

西野 誠

part 1　概要と予防

Q12 ステロイド軟膏の副作用は問題ないですか？

A 外用する部位，皮疹の程度に応じてステロイド外用薬のランクを使い分ける必要があります。外用を始めてから１週間程度で効果を判定し，適切に使えば大きな問題はありません。

解説

- 炎症のある皮膚に対し速やかに軽減させることができる外用薬は，現時点ではステロイド外用薬とタクロリムス軟膏のみである。

ステロイド外用薬

- ステロイド外用薬は，その血管収縮能の強さにより，Ⅰ群：ストロンゲスト，Ⅱ群：ベリーストロング，Ⅲ群：ストロング，Ⅳ群：マイルド，Ⅴ群：ウィークの５段階に分類されている[1]。成人よりも小児，小児よりも乳幼児でよく吸収される。また，外用する部位により吸収量が異なる（図1）。炎症の強さとともに，年齢や部位による吸収率に応じてステロイドのランクを決定し，適切な外用薬を選択する。たとえば，アトピー性皮膚炎を発症して間もない乳児の中等症の皮疹であれば，マイルドクラス（Ⅳ群）のステロイド外用薬で十分な効果が期待できる。１日２回の外用を１週間続けて効果が認められた場合には，２週間程度外用し皮膚炎を十分におさえてから寛解維持療法に切り替えていく。
- ステロイド薬の外用を始める際には，スキンケアとともに外用指導を行い，finger-tip unit（FTU）などを用いて具体的な外用量を提示すると上手く導入しやすい。

図1 部位によるステロイド外用薬の吸収率（前腕伸側を１とする）

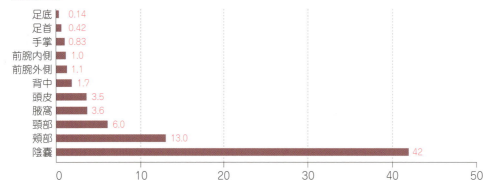

部位	吸収率
足底	0.14
足首	0.42
手掌	0.83
前腕内側	1.0
前腕外側	1.1
背中	1.7
頭皮	3.5
腋窩	3.6
頸部	6.0
頬部	13.0
陰嚢	42

文献1）より引用

表1　ステロイド外用薬による局所的副作用

分類	副作用
細胞ないし線維増生抑制によるもの	皮膚萎縮 皮膚線条 乾皮症 創傷治癒の遅延 星状偽瘢痕 ステロイド紫斑 ステロイド潮紅 毛細血管拡張
ホルモン作用によるもの	ステロイド痤瘡 多毛
その他	酒さ様皮膚炎 ステロイド緑内障 接触皮膚炎 細菌・真菌・ウイルス性皮膚感染症の増悪

文献2) より引用

Proactive療法

- 急性増悪期にステロイド外用薬を連日使用して皮膚炎を軽快させた後，保湿剤に切りかえると数日で悪化する症例が時に認められる。そのような場合には，ステロイド外用薬を間欠的に使用するproactive療法を行うか，顔面で2歳以上であればタクロリムス軟膏に切り替えるなどで対応すると効果を維持しやすく，ステロイド外用量も軽減できる。

ステロイド外用薬の副作用

- 上記の使用方法に注意しながら行えば，ステロイド外用薬の副作用が問題になることは少ない。ステロイド外用薬による局所的副作用を表1に示す[2]。乳幼児期に発症したアトピー性皮膚炎は，ステロイド外用薬に対する反応もよいことが多く，また半数程度は小学校入学までに寛解する。そのため，この時期の外用で問題になる副作用としては，真菌感染や水いぼの悪化などの感染症やステロイド痤瘡が大部分と思われる。ステロイド薬の外用を継続しても消退しない場合には，皮膚感染症の可能性があるため皮膚科専門医に紹介することが望まれる。
- 皮膚萎縮や毛細血管拡張などは広く知られているが，年単位のステロイド薬外用継続により認められる副作用である。そのため，学童期や成人までアトピー性皮膚炎を持ち越して継続的なステロイド薬外用が年余にわたり必要な場合に問題となることが多い。前述のProactive療法を行ってステロイド薬の使用量を減らし，他の増悪因子の検索・除去，心理学的アプローチなど集学的なアプローチが必要になる。

文献　1）日本アレルギー学会アレルギー総合ガイドライン2013．p.314-325，協和企画，2013．
　　　2）アトピー性皮膚炎治療のためのステロイド外用薬パーフェクトブック．p.156，南山堂，2015．

小倉香奈子

part 1　概要と予防

Q13 乳幼児期に食物アレルギーがあると気管支喘息を発症しやすいですか？

A 乳幼児期に食物アレルギーを発症あるいは食物アレルゲンへの感作を認めた児は，発症あるいは感作のない児と比較し，2〜3倍の確率で気管支喘息を発症するといわれています。

解説

- 乳児期の食物アレルギーの多くは，アトピー性皮膚炎に合併して発症する。それらの児がダニや花粉などの吸入アレルゲンに感作され，成長に伴い気管支喘息やアレルギー性鼻炎を発症することがしばしば観察される。このように，アレルギー体質を有する患者が，原因と発症臓器を異にして，経年的に次々にアレルギー疾患を発症していく現象をアレルギーマーチという。食物アレルギーと気管支喘息の関係について解説する。

気管支喘息の有症率について

- 2008年に，ISAAC（International Study of Asthma and Allergies in Childhood）調査用紙を判断基準（喘鳴の既往，12カ月以内の喘鳴，医師の診断，12カ月以内の運動時の喘鳴の4項目）として行われた全国調査によると，気管支喘息の有症率は3〜5歳は19.9％，6〜7歳は13.5％，13〜14歳は9.6％であった。
- なお，3〜5歳は，判断基準に3回以上の喘鳴，医師による喘鳴の確認，感冒によらない喘鳴の確認を加えると12.7％であった[1]。

食物アレルギーと気管支喘息の合併について

- 今井らの後方視的調査では，乳児期に鶏卵，牛乳，小麦のいずれかの即時型食物アレルギーを発症した64例のうち気管支喘息と診断されたのは42名（66％）で，1歳の時点で20％，3歳の時点で42％が診断されていた[2]。6歳時点での原因食物の耐性獲得の有無で分けた有症率は，耐性獲得した群が54.1％，除去を継続している群が70.3％で，食物アレルギーの経過による有意差は認めなかった。
- 井口らの，アトピー性皮膚炎の治療目的で入院し，食物負荷試験に基づき決定した原因食物が2抗原以上であった食物アレルギー児67名を対象とした後方視的調査では，経年的に気管支喘息発症が累積し，3歳以降では40％以上に発症が認められた[3]。気管支喘息発症群と非発症群の入院時および3歳時における総

表1　気管支喘息の有症率

文献No	対象	症例数	気管支喘息の診断基準	有症率
1	無作為抽出	3〜5歳：47,031名 6〜7歳：43,813名 13〜14歳：48,641名 16〜17歳：54,138名	ISSAC調査用紙	3〜5歳：19.9（12.7）％ 6〜7歳：13.5％ 13〜14歳：9.6％ 16〜17歳：8.3％
2	乳児期発症の即時型食物アレルギー	64名	医師の診断（基準の記載はなし）	3歳時：42％ 6歳時：66％
3	乳児期に重症アトピー性皮膚炎で入院し、かつ原因食物が2抗原以上	67名	医師の診断（明らかな感染を伴わない喘鳴が3回以上出現、β刺激剤の反応あり）	3歳：48％ 4歳：53％
4	乳児期発症の即時型牛乳アレルギー（牛乳IgE陽性）	牛乳アレルギー：80名 コントロール：106名	医師の診断（基準の記載はなし）	平均8.6歳時 牛乳アレルギー：31％ コントロール：13％

IgE値、特異的ダニIgE値、好酸球数、原因食物抗原数はいずれも有意差を認めなかった。しかし、3歳までのステロイド軟膏の使用状況別の気管支喘息有症率は、常用群が12％に対し、離脱群・悪化時のみ使用群が62％と明らかな違いを認めた。すなわち、アトピー性皮膚炎が改善傾向にある状態の児に気管支喘息発症が認められていた。

- 海外の報告も同様で、フィンランドにおける出生コホートにおいて、乳児期に除去負荷試験により診断された、牛乳特異的IgE陽性の牛乳アレルギー児は、平均8.6歳の時点で、コントロール群と比較して気管支喘息の有症率が有意に高かった（31％vs13％）[4]。
- 以上より、乳児期発症の食物アレルギー患者の気管支喘息合併率は、一般児に比べて高いと考えられる（表1）。

食物アレルゲンの感作と気管支喘息の発症について

- 出生コホートを集めて検討したメタアナリシスによると、2歳までに食物アレルゲンに感作された児の、小児期（2〜12歳）の気管支喘息発症のリスクは、オッズ比2.8（95％信頼区間2.1〜3.9）であった。これは、気管支喘息発症の評価年齢が5歳以上である論文に絞った解析でも、オッズ比3.2（95％信頼区間2.2〜4.8）であり、同様の結果であった[5]。
- 以上より、食物アレルゲンへの感作も気管支喘息発症と関連があると考えられる。

気管支喘息の発症予防について

- 食物アレルギーおよび食物アレルゲンへの感作のある乳幼児例に対して，トシル酸スプラタスト（IPD®）は，ケトチフェン（ザジテン®）と比較し，薬剤投与後2年間までの初回喘鳴発症率を有意に抑制（23％vs70％）したという報告がある[6]。しかし，現時点で気管支喘息発症を防止可能な薬剤は，一般診療において確立されていない。

日常管理

- 乳児期に食物アレルゲンの感作を認めた児や食物アレルギーを発症した児を診療する際は，その後の経過で高率に気管支喘息を発症することを念頭におきフォローする必要がある。

文献
1) 日本小児アレルギー学会：小児気管支喘息治療・管理ガイドライン2012．協和企画，2011．
2) 今井孝成，他：アレルギー，56（10）：1285-1292，2007．
3) 井口正道，他：日本小児科学会雑誌，110（11）：1540-1544，2006．
4) Saarinen KM, et al: J Allergy Clin Immunol, 116(4): 869-875, 2005.
5) Alduraywish SA, et al: Allergy, 71(1): 77-89, 2015.
6) 吉原重美：日本小児アレルギー学会誌，21（1）：14-20，2007．

真部哲治

part 1　概要と予防

Q14 気管支喘息はどのように管理しますか？

A まずは，喘息症状の頻度・程度と現在の治療薬から，実際の気管支喘息の重症度を評価し，重症度に応じて治療方法を決定します。

解説

- 気管支喘息の基本病態は気道の慢性炎症であり，吸入ステロイド薬（ICS：inhaled corticosteroid）を中心とした抗炎症薬が治療の基本となる。『小児気管支喘息・管理ガイドライン2012』に基づいた喘息の長期管理法について解説する。

重症度の評価と治療の選択

- 喘息の重症度は，喘息症状の程度と頻度により，間欠型，軽症持続型，中等症持続型，重症持続型の4段階に分類され，さらに現在の治療ステップと組み合わせて，真の重症度を評価する（表1）。

表1　現在の治療ステップを考慮した重症度の判断

見かけの重症度（治療ステップ）	現在の治療ステップ			
	ステップ1	ステップ2	ステップ3	ステップ4
間欠型（ステップ1） ・年に数回，季節性に咳嗽，軽度喘鳴が出現 ・ときに呼吸困難を伴うが，β₂刺激薬の頓用で短期間で症状は改善し，持続しない	間欠型	軽症持続型	中等症持続型	重症持続型
軽症持続型（ステップ2） ・咳嗽，軽度喘鳴が1回/月以上，1回/週未満 ・ときに呼吸困難を伴うが，持続は短く，日常生活が障害されることは少ない	軽症持続型	中等症持続型	重症持続型	重症持続型
中等症持続型（ステップ3） ・咳嗽，軽度喘鳴が1回/週以上。毎日は持続しない ・ときに中・大発作となり日常生活が障害される	中等症持続型	重症持続型	重症持続型	最重症持続型
重症持続型（ステップ4） ・咳嗽，軽度喘鳴が毎日持続する ・週に1〜2回，中・大発作となり日常生活や睡眠が障害される	重症持続型	重症持続型	重症持続型	最重症持続型

文献1）より引用

表2　小児気管支喘息の長期管理の薬物療法

	ステップ1　間欠型	ステップ2　軽症持続型	ステップ3　中等症持続型	ステップ4　重症持続型
基本治療	発作に応じた薬物療法	吸入ステロイド薬低用量（〜100μg/日） （2歳未満では追加治療の位置づけ） または ・ロイコトリエン受容体拮抗薬 ・DSCG	吸入ステロイド薬中用量（〜200μg/日）	吸入ステロイド薬高用量（〜400μg/日） 併用薬として ・ロイコトリエン受容体拮抗薬 ・テオフィリン徐放製剤 ・長時間作用性β_2刺激薬あるいはSFCへの変更
追加治療	・ロイコトリエン受容体拮抗薬 ・DSCG	吸入ステロイド薬低用量（2歳未満）	併用薬として ・ロイコトリエン受容体拮抗薬 ・テオフィリン徐放製剤 ・長時間作用性β_2刺激薬あるいはSFCへの変更	・経口ステロイド薬 ・抗IgE抗体（オマリズマブ）

DSCG：クロモグリク酸ナトリウム（インタール®），SFC：吸入ステロイド薬と長時間作用性β_2刺激薬の配合剤
文献1）を改変
文献1）では2歳未満，2〜5歳，6〜15歳に区分されるが，内容はほぼ同一なのでまとめて示した

- たとえば，喘息症状の頻度が月2回であれば，見かけの重症度は，軽症持続型となる。この状態の患児に対して，すでに表2の軽症持続型に対する治療（ステップ2）であるICS低用量（〜100μg/日）またはロイコトリエン受容体拮抗薬が行われている場合，真の重症度は，表1の→が示す中等症持続型となる。この場合，治療薬はステップ3のICS（〜200μg/日）へ変更となり，併用薬として，ロイコトリエン受容体拮抗薬，長時間作動性β_2刺激薬などを考慮する。

治療薬の調節

- 治療薬は，喘息のコントロール状態に基づき調節する（図1）。
- コントロール状態は，①軽微な症状（運動・大笑い後や起床時に一過性に見られるがすぐに消失する咳や喘鳴など），②明らかな喘息発作，③日常生活の制限，④$β_2$刺激薬の使用の4項目で評価する。いずれもなしであれば「良好」，週1回以上の上記①，④，月1回以上の上記②，③のいずれかを認める場合は「不良」，両者の中間であれば「比較的良好」と評価する。
- コントロール良好が3カ月以上維持されれば，治療薬のステップダウンを考慮する。コントロール不良あるいは比較的良好でもそれが3カ月以上続く場合は，服薬状況や吸入手技を再確認したうえで，治療薬のステップアップを考慮する。

図1 コントロール状態による長期管理の進め方

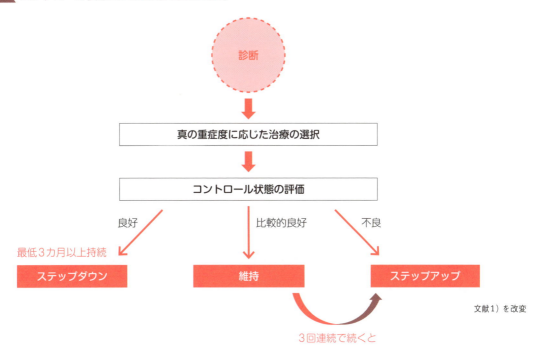

文献1）を改変

文献 1）日本小児アレルギー学会：小児気管支喘息治療・管理ガイドライン2012．協和企画，2011．

真部哲治

part 1 概要と予防

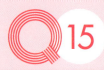 食物アレルギーに喘息が合併したらどのような注意が必要ですか？

アナフィラキシー時に重症化するリスクがあります。咳・喘鳴だけの場合でも食物アレルギーの初期症状の可能性を念頭において，早めの救急対応が必要です。牛乳アレルギーの場合，乳糖を含まない薬を使います。

- 咳・喘鳴だけの場合でも，食物アレルギーの初期症状の可能性を念頭において，早めの救急対応が必要である。また，牛乳アレルギーでは乳糖を含む喘息の治療薬に注意が必要である。

致死的アナフィラキシーのリスク因子

- 喘息を合併する症例では，誤食などで食物アレルギーの症状が出現した際，アナフィラキシー重症化のリスク因子になるとされる。
- Sampsonらは致死的アナフィラキシーを認めた食物アレルギー症例を調査し，13例中12例（92％）が喘息を合併していたと報告している[1]。また，Bockらの同様の報告でも，致死的アナフィラキシー32例中24例（75％）が喘息を合併していたと報告した[2]。
- 食物アレルギー患者で，特にアナフィラキシー既往のある症例では，普段から喘息のコントロールを万全にしておくことが大切である。

呼吸器症状出現時の注意

- 喘息と食物アレルギーを両方有する患者で，急に咳・喘鳴が出現した場合，常に喘息発作とは限らず，食物アレルギーの初期症状の可能性も念頭におく必要がある。食物アレルギーでは蕁麻疹・痒み，咽頭痛，咳・喘鳴，嘔吐・腹痛，血圧低下などさまざまな臓器症状を認めるが，2011年に行われた即時型食物アレルギーの全国モニタリング調査（「食物アレルギーの診療の手引き2014」）では，臓器別症状の頻度が皮膚症状92.0％，呼吸器症状33.6％，粘膜症状28.0％，消化器症状18.6％，ショック症状10.4％と報告された。
- 皮膚症状がないから喘息発作と安易に考えず，アナフィラキシーの可能性を念頭において，救急対応を遅らせないように注意したい。

乳糖による副反応

- 乳糖は牛乳から精製され，多くの薬剤に添加物や賦形剤として含まれる。乳糖には微量の乳蛋白が含まれるものの，重症の牛乳アレルギー児を除けば，経口摂取で症状を起こさない症例もいる。
- しかし，吸入や経静脈投与では少量の乳蛋白であっても重篤なアレルギー症状を起こす可能性が否定できない。たとえば，インフルエンザの治療薬であるラニナミビルオクタン酸エステル水和物（イナビル®）とザナミビル水和物（リレンザ®）には乳糖が含まれているが，牛乳アレルギーのある患者に投与されアナフィラキシーを起こした可能性が報告されたため，2015年8月に医薬品医療機器総合機構から使用上の注意が改訂され，乳製品に対して過敏症の既往歴のある患者は「慎重投与」となった。

牛乳アレルギーと喘息治療薬

- 喘息の治療薬にも乳糖を含む製剤があり，牛乳アレルギー児では注意を要する。喘息治療薬のうち乳糖を含む代表的な吸入薬・注射薬を表1に示した。
- 急性発作に用いる静注用ステロイドのうち，注射用メチルプレドニゾロンコハク酸エステルナトリウムには，添加物として乳糖を含むものがある。また，ドライパウダー型の吸入薬には安定剤として乳糖が含まれるものが多い。牛乳アレルギーを合併する喘息症例では，乳糖を含むこれらの注射薬・吸入薬の使用は避けるべきである。

表1 乳糖を含む喘息の吸入薬・注射薬

種類	乳糖を含む製剤
吸入薬	アドエアディスカス，フルタイドディスカス，フルタイドロタディスク，アズマネックスツイストヘラー，シムビコートタービュヘイラー，セレベントロタディスク，セレベントディスカス，レルベアエリプタ，メプチンスイングヘラー，メプチンクリックヘラー　など ※フルタイドエアゾール，キュバールエアゾール，アドエアエアゾール，サルタノールインヘラー，アイロミールエアゾールには乳糖が含まれていない
注射薬	ソル・メドロール静注用40mg ※静注用ソル・メドロールの40mg製剤には乳糖が含まれているが，同薬の125mg，500mg，1000mg製剤には乳糖が含まれていない ※後発品の静注用メチルプレドニゾロンコハク酸エステルには，40mg製剤でも乳糖を含まないものもある ※水溶性プレドニンやサクシゾンは乳糖を含まないが，アスピリン喘息ではコハク酸エステル型ステロイドの静注は禁忌である

表2 過去の事例

著者	症例	経過	治療	皮膚テスト
Morishita, et al (2002)	4歳 男児 牛乳アレルギー (完全除去)	喘息発作に対して，ソル・メドロール（40mg）を点滴静注し，20分後に膨疹，皮膚の痒み，SpO2低下が出現	抗ヒスタミン薬	ソル・メドロール（40mg）：陽性（125mg）：陰性 ※皮内
Eda, et al (2009)	8歳 女児 牛乳アレルギー (重症度不明)	喘息発作に対して，ソル・メドロール（40mg）を経静脈投与後，全身性の蕁麻疹が出現	エピネフリン 抗ヒスタミン薬	ソル・メドロール（40mg）：陽性（125mg）：陰性 ※プリック
	3歳 男児 牛乳アレルギー (乳糖摂取可)	公園で蕁麻疹が出現し，病院受診。抗ヒスタミン薬を投与するも改善なく，ソル・メドロール（40mg）を経静脈投与したところ，全身に蕁麻疹が出現	抗ヒスタミン薬	ソル・メドロール（40mg）：陽性（125mg）：陰性 ※プリック
Savvatianos, et al (2011)	9歳 男児 牛乳アレルギー (重症)	喘息発作に対して，メチルプレドニゾロン（40mg）の経静脈投与を行うも，喘鳴悪化。同薬を再投与したところ，数分後に血圧低下，チアノーゼ，呼吸停止となった	エピネフリン 気管挿管	メチルプレドニゾロン（40mg）：陽性（125mg）：陰性
	7歳 男児 牛乳アレルギー (重症)	喘息発作に対して，メチルプレドニゾロン（40mg）の経静脈投与後，蕁麻疹，嘔吐，呼吸苦・喘鳴，血圧低下あり	（記載なし）	メチルプレドニゾロン（40mg）：陽性（125mg）：陰性

過去の事例

- これまでに，乳糖を含む注射薬を経静脈投与してアナフィラキシーを起こした牛乳アレルギーの報告がいくつかある。代表的な報告を表2に示した[3)4)5)]。
- 当院でも，喘息発作に対し，乳糖を含むメチルプレドニゾロン製剤の経静脈投与を行って副反応を認めた重症の牛乳アレルギー児を2例経験した。これら2症例は，いずれも乳糖の経口食物負荷試験（OFC）は陰性であったが，牛乳3mL以下のOFCで明らかな陽性症状を認めた。喘息発作で入院した際，メチルプレドニゾロン製剤の静注後，約30分で副反応が出現。1例は蕁麻疹を認め抗ヒスタミン薬静注によって症状は改善したが，もう1例は蕁麻疹と血圧低下を伴ったため，アドレナリン筋注による治療を必要とした。後者については後日，皮膚プリックテストで乳糖：陽性，メチルプレドニゾロン40mg製剤（乳糖を含む）：陽性，メチルプレドニゾロン125mg製剤（乳糖を含まない）：陰性であったため，メチルプレドニゾロン製剤中の乳糖によって生じたアナフィラキシーと診断した。
- 当院では現在，メチルプレドニゾロン製剤は，すべての規格を乳糖が含まれないものに変更している。

文献
1) Sampson HA, et al: N Engl J Med, 327: 380-384, 1992.
2) Bock SA, et al: J Allergy Clin Immunol, 107: 191-193, 2001.
3) 森下雅史，他：アレルギー，51：303，2012.
4) Eda A, et al: Allergol lnt, 58: 137-139, 2009.
5) Savvatianos S, et al: Allergy, 66: 983-985, 2011.

小倉聖剛

原因食物別の注意点①
鶏卵

　鶏卵は乳幼児期の食物アレルギーの原因食物として最多であり，平成23年度即時型食物アレルギー全国モニタリング調査では全年齢における原因食物の38％を占めている。年齢別でも，0歳児の56.5％をはじめとして6歳にかけて原因食物の首位を占めている[1]。鶏卵は加齢とともに耐性獲得することが期待され，3歳までに30.9％[2]，6歳までに73％が耐性を獲得したと報告されている[3]。

加熱卵を摂取できる可能性

　鶏卵の主要なアレルゲンは卵白に存在し，卵黄は一般的に抗原性を示すことが少ない。そのため，鶏卵アレルギー児でも固ゆで卵黄は摂取できる場合が多い。

　卵白のアレルゲンコンポーネントのうち，オボムコイド（Gal d 1）とオボアルブミン（Gal d 2）の特異的IgE抗体検査が保険適応となっている。このうち，オボアルブミンは加熱により変性し抗原性を失う。一方で，オボムコイドは加熱に対して安定であり，加熱卵においても抗原性を有している。したがって，卵白特異的IgE抗体が陽性であってもオボムコイド特異的IgE抗体が陰性あるいは低値である場合，加熱卵を摂取できる可能性がある。鶏卵への感作が成立している1歳から2歳の加熱卵未摂取の児で，オボムコイド特異的IgE抗体価は卵白特異的IgE抗体価と比較して診断効率が優れていたと報告されている[4]。

加熱が不十分なものでは
症状を誘発することも

　鶏卵はニワトリの卵であるが，鶏肉のアレルゲンには卵白との交差抗原性はない。また，魚卵と鶏卵の原因蛋白質も異なる。このため，鶏卵アレルギーがある児でも，鶏肉・魚卵を一律に除去する必要はない[5]。一方，七面鳥，アヒル，ガチョウ，ウズラなど他の家禽類の卵白は，鶏卵の卵白との交差抗原性が報告されている[6,7]。

　鶏卵は加熱調理によってオボアルブミンが変性するなど抗原性に変化がみられる。このため，オボムコイドが低値で加熱卵や加工品を摂取できる場合でも，生卵や半熟卵，マヨネーズやカスタードクリームなど加熱が不十分なものではアレルギー症状を誘発する可能性があり，注意が必要である。また，鶏卵を含む加工食品は，練り製品，ハム・ベーコンなどの肉加工品，洋菓子，卵のつなぎ，卵を使った揚げ物の衣，マヨネーズなど多岐にわたり[5]，原材料表示も代替表記されていることがあるため注意が必要である（2020年までに代替表記は廃止予定）。

文献
1) 厚生労働科学研究班による食物アレルギーの診療の手引き2014.
2) 池松かおり，他：アレルギー，55：533-541，2006.
3) Ohtani K, et al: Allergol Int, 28, 2015.
4) Haneda Y, et al: J Allergy Clin Immunol, 129(6): 1681-1682, 2012.
5) 厚生労働科学研究班による食物アレルギーの栄養指導の手引き2011.
6) Langeland T: Allergy, 38(6): 399-412, 1983.
7) Takahashi K, et al: J Nutr Sci Vitaminol, 45(4): 491-500, 1999.

谷口裕章

part 1 概要と予防

Q16 妊娠中に食物除去を行うと食物アレルギーになりにくいですか？

A 妊娠中の除去食に食物アレルギーを予防する効果はありません。偏食をせず，バランスのとれた食事をとることが重要です。

解説

- 欧米およびわが国のガイドラインは，妊娠中の母親の食事制限を推奨していない。現時点では除去食による食物アレルギー予防効果ははっきりせず，むしろ児の出生体重が低く，早産が多い傾向があり，負の影響が強いと結論づけている[1)2)]。表1にハイリスク児へのコンセンサスを示す。
- 食物アレルギーの予防策として，①感作の予防：食物に対するIgEを作らない，②発症予防：IgE抗体を作っても食物アレルギー症状が発現しない，③症状発現予防：食物アレルギーを発症後に症状を出さない，の3段階を考える必要がある。
- 妊娠中，つまり児の出生前の予防策である①と②について考える。

感作はいつ起こるか

- 感作は既に離乳開始前に成立している。その裏づけとして，乳児食物アレルギーの多くは卵，牛乳，小麦を離乳食等で初めて食べても症状がでる。また，食物アレルギーを合併する頻度が高い乳児アトピー性皮膚炎児では，生後3〜4カ月の離乳開始前に既に卵白IgE抗体や皮膚テスト陽性の児が存在する[3)]。
- 以上より，感作は児の経口摂取でなく，出生前に胎内で，または出生後に皮膚や母乳，気道を介して起こると予想される。

妊娠中の除去食で感作を予防できるか

- 臍帯血で食物抗原特異的IgE抗体が検出されるなど，妊娠中に母親がとった食物に児がIgE抗体を作る可能性が示されている[4)]。
- しかし，出生後，児の感作状況は変化する[4)5)]。胎内で，ある食べ物に対するIgE抗体が産生されても，児の皮膚状態や，食物への暴露など出生後のさまざまな環境刺激が大きく影響して産生されなくなったり，別の食物抗原に対するIgEが作られたりする可能性が示唆されている（図1）。

表1 ハイリスク児への対応

		AAP 2008 レポート	ESPACI/ESPGHAN 1999, ESPGHAN 2008 勧告	SP-EAACI 2004, 2008 勧告	JPGFA 2012
ハイリスク児の定義		両親・同胞に1人以上のアレルギー	両親・同胞に1人以上のアレルギー（1999）	両親・同胞に1人以上のアレルギー	両親・同胞に1人以上のアレルギー
ハイリスク児に対して	妊娠中の母親の食事制限	エビデンスなし	推奨しない	推奨しない	推奨しない（偏食はしない）
	授乳期の母親の食事制限	アトピー性皮膚炎発症率の低下のエビデンスあり	推奨しない	推奨しない	推奨しない（偏食はしない）
	人工栄養	（牛乳蛋白に対して）加水分解乳の効果あり（大豆乳は推奨しない）	低アレルゲン化ミルク（1999）	生後4カ月まで完全加水分解乳（2004），低アレルゲン化ミルク（2008）	低アレルゲン化ミルクを使用する場合には医師の指導のもとで行う

APP：American Academy of Pediatrics
ESPACI：European Society for Pediatric Allergology and Clinical Immunology
ESPGHAN：European Society for Pediatric Gastroenterology, Hepatology, and Nutrition
SP-EAACI：Section on Pediatrics, European Academy of Allergology and Clinical Immunology

文献7）より抜粋

図1 生後12カ月間の鶏卵，牛乳特異的IgE抗体の変化

	出生時のIgE（臍帯血）	12カ月時のIgE
■ Persistent sensitization（持続感作）	＋	＋
■ Incident sensitization（生後感作）	－	＋
■ Transient sensitizaton（一過性感作）	＋	－

鶏卵
牛乳
その他の食物

出生時から12カ月時まで持続してIgE陽性を示す例（■persistent sensitization）は少ない

文献5）より引用

妊娠中の食物除去が食物アレルギーの発症を予防するか

■ 生後早期の感作を予防したという文献はあるが，その後の長期的な発症予防効果は示されていない[4]。むしろ最近は母親の妊娠中のピーナッツ摂取が多いほど，ピーナッツアレルギーが少なかったというデータも出ている[6]（Q33参照）。

妊娠中に過剰な除去食を行っていた食物アレルギー児

■ 最後に，母親が妊娠・授乳中に過剰な食物除去を行っていた重症食物アレルギーの自検例を示す。

症例：10カ月男児
主訴：多抗原食物アレルギー，体重減少，活気低下
現病歴：完全母乳栄養児。姉に食物アレルギーがあり，母親は妊娠中から鶏卵，牛乳，肉類，油を除去していた。生後1カ月より湿疹が改善せず，下痢も出現し，

母親は小麦，大豆の除去を追加するも症状改善なく当科を受診した。

身体所見：身長57.7cm（−5.8SD），体重4,130g，Kaup指数12.4，頸定なし

検査データ：白血球 30,420/μL（好酸球36.9％），TP 4.0g/dL，Alb 2.7g/dL，Na 123mEq/L

IgE：16,400/IU/mL（特異的IgE抗体 卵白，小麦，ゴマ：class 6 大豆，サバ，米，マグロ：class 5 鶏肉，牛乳：class 4）

解説：妊娠中の食物除去にもかかわらず食物アレルギーを発症し，適切な治療の遅れから成長障害をきたした。母親は，除去していた肉の代わりに魚を，油の代わりにゴマをアレルゲンと知らず大量摂取した。多抗原除去による栄養不良と，皮膚状態が悪く経皮感作が進んだこと，除去による偏った食事も重症化の一因と考えられる。

文献
1) Kramer MS, et al: Evid Based Child Health. 9(7): 447-483, 2014.
2) Muraro A, et al: Allergy, 69(5): 590-601, 2014.
3) 池松かおり, 他：アレルギー, 55：140-150, 2006.
4) de Silva D, et al: Allergy, 69(5): 581-589, 2014.
5) Depner M, et al: J Allergy Clin Immunol, 131(3): 781-788, 2013.
6) Bunyavanich S, et al: J Allergy Clin Immunol, 133(5): 1373-1382, 2014.
7) 厚生労働科学研究班による食物アレルギーの診療の手引き2014.

緒方美佳

part 1　概要と予防

Q17 離乳食の開始は遅らせたほうがよいでしょうか？

A 離乳食の開始を遅らせる必要はありません。離乳食の開始を遅らせても食物アレルギーの発症を予防する効果はなく，生後5～6カ月を目安に開始することが推奨されています。

解説

- 現在，食物アレルギーを予防する方法として，乳児早期から摂取することの有効性が示唆されている。少なくとも，離乳食の開始を遅らせることで食物アレルギーも含めたアレルギー疾患の発症を予防する効果はないと考えられており，一般的に生後5～6カ月ころを目安に離乳食を開始し，月齢ごとに摂取可能な食材，量を適切に摂取していくことが望ましい。

離乳食の開始時期

- 2008年に欧米諸国から，離乳食の開始を遅らせることはアレルギー疾患予防に対する効果はないとして，生後4カ月（～6カ月）以降に離乳食を開始することを推奨し，鶏卵，ピーナッツ，魚などといった特定の食物の離乳食開始を遅らせることも推奨しないという声明が発表されている。
- わが国では，日本小児アレルギー学会の『食物アレルギー診療ガイドライン2012』において，前述の欧米の声明を提示したうえで，食物アレルギーの有無にかかわらず離乳食の開始時期は生後5～6カ月が適当としている（表1）。
- 現時点で，離乳食の開始を遅らせることにより，その後の食物アレルギーを含めたアレルギー疾患の発症を予防する効果は証明されていない。したがって，離乳食について特別な考え方をする必要はなく，"離乳食を遅らせなければならない"といった離乳食の開始や進行を妨げる指導は避けるべきである。

離乳食の始め方と注意点

- わが国では一般的に離乳食はお粥から始めることが多く，その後，ニンジンやカボチャなどの野菜類，ジャガイモやサツマイモなどのイモ類を始めていく。それらは食物アレルギーの発症頻度としては低いため，食物アレルギーが疑われる小児でも利用しやすい食材である。
- はじめての食べ物を与えるときには乳児の体調のよいときを選び，新鮮な食材を

表1 食物アレルギー発症予防のための栄養法に関する指針

	AAP 2008レポート	ESPACI/ESPGHAN 1999, ESPGHAN 2008勧告	SP-EAACI 2004, 2008勧告	JPGFA2012としてのコメント
妊娠中の母親の食事制限	エビデンスなし	推奨しない	推奨しない	推奨しない（偏食はしない）
授乳期の母親の食事制限	アトピー性皮膚炎発症率の低下のエビデンスあり	推奨しない	推奨しない	推奨しない（偏食はしない）
離乳食の開始時期	・生後4カ月まで開始しないことによる予防のエビデンスあり ・特定の食品除去のエビデンスなし	・生後5カ月になってから(1999) ・生後18週～26週に開始。魚, 卵などのアレルゲン性の強い食品について離乳食開始の遅延による予防に関してエビデンスなし(2008)	・生後4～6カ月以降の開始による予防のエビデンスなし	・生後5～6カ月頃が適当（わが国の授乳・離乳支援ガイド2007に準拠）

AAP：American Academy of Pediatrics
ESPACI：European Society for Pediatric Allergology and Clinical Immunology
ESPGHAN：European Society for Pediatric Gastroenterology, Hepatology, and Nutrition
JPGFA：Japanese Pediatric Guideline for Food Allergy

文献2）より引用，改変

十分に加熱したうえで，少しずつ与えていくことが基本である。はじめて食べるものは平日の昼間の時間帯に与えれば，万が一，食物アレルギーによる症状が出たときに医師の診察を受けやすい。また，何かしらの症状が出た場合には食物日誌（食べたものとその後に現れた症状などの詳細を記録する日誌）をつけておくと医師に相談しやすい。

早期摂取による食物アレルギー発症予防の可能性

- Perkinらは，約1,300人の完全母乳栄養児を対象に生後3カ月から，鶏卵，乳，小麦，ピーナッツ，ゴマ，白身魚の6抗原を一定の蛋白量および一定の摂取頻度で摂取する群と，通常の生後6カ月から自由に離乳食を摂取する群の2群に分け食物アレルギーの発症頻度を検討したところ，早期摂取群のなかでも指定された量・頻度で摂取ができた児では，鶏卵とピーナッツに関しては食物アレルギーの発症頻度が有意に低かったと報告した[5]。
- どのようにして乳児早期に離乳食を摂取させるかなどの摂取方法や，食物アレルギーの発症頻度自体が少なかった乳，小麦，ゴマ，白身魚についてはさらなる検討が必要であるが，鶏卵とピーナッツに関しては早期摂取ができれば食物アレルギーの発症予防効果が期待できるといえる。
- また，Du Toitらは，重症湿疹または鶏卵アレルギーを有する4～11カ月のピーナッツアレルギーのハイリスク児（ピーナッツに対する感作が軽度ある児も含む）に対して，継続的にピーナッツを摂取する群と除去する群に分け，5歳の時点でのピーナッツアレルギーの有病率を評価したところ，ピーナッツを摂取した群のほうが有意にピーナッツアレルギーの発症が少なく，さらにその後1年間ピーナッツを除去してもピーナッツアレルギーの新規発症例はほとんどいなかったことを報告

した[6)7)]。

- この研究では，すでにピーナッツアレルギーを発症していると考えられる強い感作を示した児は除外されていることには留意するべきであるが，感作が成立している児に対してもできるだけ早期に，摂取可能な範囲で原因抗原を導入し，完全除去期間を短くすることが重要になると考えられる。

文献
1) 厚生労働省：授乳・離乳の支援ガイド2007.
2) 日本小児アレルギー学会食物アレルギー委員会：食物アレルギー診療ガイドライン2012. p.102, 協和企画, 2011.
3) 厚生労働科学研究班による食物アレルギーの診療の手引き2014.
4) 厚生労働科学研究班による食物アレルギーの栄養指導の手引2011.
5) Perkin MR, et al: N Engl J Med, Mar 4, 2016.
6) Du Toit G, et al: N Engl J Med, 372(9): 803-813, 2015.
7) Du Toit G, et al: N Engl J Med, Mar 4, 2016.

竹井真理

part 1 概要と予防

Q18 卵を食べさせ始める時期を早くするまたは遅くすると卵アレルギーになりにくいですか？

A 最近，乳児期早くから鶏卵を食べることで鶏卵アレルギーの発症を予防できる可能性が報告されました。少なくとも，発症を予防するために鶏卵を遅らせる必要はありません。

解説

- 2000年，アメリカ小児科学会は，「アレルギーのハイリスク児（家族内にアレルギー患者がいる児）は，アレルギー発症予防のために2歳まで鶏卵を摂取するべきではない」と発表した。しかし，2008年には，アレルギーの発症予防目的で鶏卵など離乳食の摂取開始を遅らせる明確なエビデンスはないと先の声明を撤回する発表をしている[1]。以降，わが国やヨーロッパなどの学会も，同様に摂取開始を遅らせることは推奨していない。

発症予防の検討

- 近年，鶏卵アレルギーの発症予防を検討した研究が報告されている。
- 2010年にKoplinらは，鶏卵の摂取開始時期と鶏卵アレルギーの発症率を後方視的に検討して報告した。1歳時に鶏卵アレルギーを発症する確率が，生後4～6カ月時に鶏卵の摂取を開始した児と比較して，生後7～9カ月時の児では4.4倍，生後10～12カ月時の児では5.9倍と有意に高かったと報告した[2]。ただ，この報告は後方視的であり，この結果のみで結論づけることはできない。
- 2013年にPalmerらは，中等度から重度の湿疹を認める乳児を対象に，生後4カ月時から鶏卵を摂取する群と摂取しない群とにランダム化して比較する前向き介入研究を報告した。1歳時での鶏卵アレルギーの有病率は，摂取した群では33%，摂取しなかった群では51%であり，摂取した群のほうが有病率は低かったが，両群で有意差は認めなかった[3]。
- このように，これまで前向きランダム化研究で鶏卵の発症予防に関して明確な結果を示した報告はなかったが，2016年にイギリスのSt George's大学などのグループ（EAT study team）が重要な研究を報告した。
- Perkinらは，完全母乳を摂取している3カ月児を対象に，生後6カ月時までアレルギーを発症しやすい6種類の食物（鶏卵，ピーナッツ，牛乳，ゴマ，魚，小麦）を摂取する早期摂取群と，生後6カ月時まで母乳のみを摂取する完全母乳群にラ

ンダム化して1歳以降の食物アレルギーの有病率を比較した。早期摂取群の乳児は，鶏卵を含む6種類の食物の2gの蛋白質を週2回摂取した。結果は，鶏卵アレルギーは早期摂取群で1.4%，完全母乳群で5.5%と早期摂取群で有意に有病率が低く（p=0.009），ピーナッツアレルギーでも同様の結果を示した[4]。

- このように，鶏卵の早期摂取が鶏卵アレルギーの発症予防につながる可能性は示唆されたが，結論づけるには追加研究が必要である。また，今後はすでに感作が成立して症状が出現する可能性がある児に対しても，できるだけ早期に少量を摂取させ，完全除去の期間を短縮することが重要と考える。これらの点に関しては今後のさらなる研究結果が待たれる。

文献
1) Greer FR, et al: Pediatrics, 121(1) :183-191, 2008.
2) Koplin JJ, et al: J Allergy Clin Immunol, 126(4): 807-813, 2010.
3) Palmer DJ, et al: J Allergy Clin Immunol, 132(2): 387-392, 2013.
4) Perkin MR, et al: N Engl J Med, Mar 4, 2016.
5) Du Toit G, et al: N Engl J Med, 372(9): 803-813, 2015.

永倉顕一

part 1　概要と予防

Q19 乳児期早くから保湿剤を使用すると食物アレルギーになりにくいですか？

A 新生児期からの保湿剤使用によりアトピー性皮膚炎の発症を予防することは報告されていますが，食物アレルギーの発症予防については証明されていません。

解説

- 食物アレルギーは，食物抗原に対する感作が成立することが発症の第一歩となる（Q1参照）。Lackらは2008年，経口摂取した食物抗原では免疫寛容が誘導されるのに対し，経皮的に微量に暴露された場合には感作が成立するという仮説を提唱した（アレルゲン二重暴露説：図1）[1]。
- さらに，加水分解小麦を含んだ石けんの使用により小麦に対する感作が成立し，小麦アレルギーを発症した症例が報告され[2]，社会的な問題になった。この場合には石けんに含まれている界面活性剤が皮膚からの加水分解小麦の吸収を促したのではないかと考えられている。
- このような背景から，経皮的な食物抗原の暴露・吸収を予防することで食物アレルギーの発症を予防できるのか研究されることとなった。

経皮感作と食物アレルギー発症

- 2003年にLackらのグループは約13,000人の出生コホート研究により，乳児ではピーナッツオイルの湿疹を伴う皮膚への塗布はピーナッツ感作を促進させ，5歳時のピーナッツアレルギーのリスク因子となることを報告した[3]。
- マウスモデルでは，高容量の食物抗原の摂取は経口免疫寛容を誘導することが明らかになっている。疫学データにおいても，妊娠中や乳児期からピーナッツを摂取しているアフリカやアジアではピーナッツアレルギーの頻度は少なく，一方でこれらの時期にピーナッツの摂取を控えている欧米ではピーナッツアレルギーの頻度は高い[4,5]。この結果から，乳児期早くからのピーナッツの経口摂取がピーナッツアレルギーの発症を予防するか検証するLEAP（learning early about peanut allergy）スタディへとつながった（Q18参照）。

保湿剤の使用と食物アレルギー発症

- 国立成育医療研究センターの堀向らのグループは，経皮感作の予防がその後の食

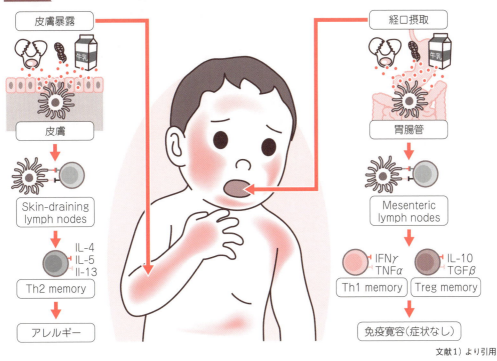

図1 アレルゲン二重暴露説

文献1）より引用

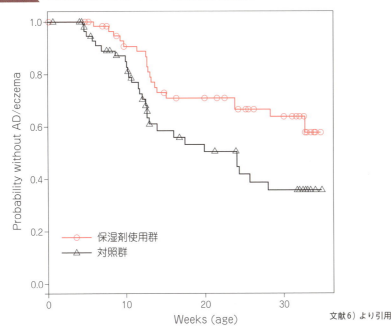

図2 生後32週までのアトピー性皮膚炎の発症率

文献6）より引用

物アレルギー発症を予防できるか検討し，報告している[6]。その研究では，アレルギー素因の強い新生児を出生後から保湿剤を塗布していた児と塗布しなかった児に分けたところ，保湿剤を塗布した群では32週後にアトピー性皮膚炎を発症するリスクが30％程度低くなった（図2）。Simpsonらのグループは同様の研究

を行い，アトピー性皮膚炎の発症リスクを50％減少させたと報告している[7]。
- 食物抗原への感作については，乳児期早くの保湿剤の使用はその後の食物抗原への感作に影響は与えず，アトピー性皮膚炎の有無が食物抗原への感作に強く関連していた[6]。したがって，保湿剤の使用はアトピー性皮膚炎の発症を抑制するが，食物アレルギーの発症を予防しうるかは明らかではない。

文献
1) Lack G, et al: J Allergy Clin Immunol, 121(6): 1331-1336, 2008.
2) Fukutomi Y, et al: J Allergy Clin Immunol, 127(2): 531-533, 2011.
3) Lack G, et al: N Engl J Med, 348(11): 977-985, 2003.
4) Lack G, et al: Nestle Nutr Workshop Ser Pediatr Program, 59: 63-68, 2007.
5) Sampson HA, et al: J Allergy Clin Immunol, 100(4): 444-451, 1997.
6) Horimukai K, et al: J Allergy Clin Immunol, 134(4): 824-830, 2014.
7) Simpson EL, et al: J Allergy Clin Immunol, 134(4): 818-823, 2014.

佐藤さくら

原因食物別の注意点②
牛乳

除去によるカルシウム不足に注意

　牛乳は，乳幼児期の即時型食物アレルギーの原因として鶏卵に次いで2番目に多く，食物によるアナフィラキシーの原因として最も多い[1]。

　臨床病型は，新生児・乳児消化管アレルギー，即時型，食物アレルギーの関与する乳児アトピー性皮膚炎がある。即時型牛乳アレルギーは，6歳までに約70％が耐性獲得するが，ミルク・カゼイン特異的IgE高値が持続する症例は耐性獲得しにくい[2]。

　牛乳の除去は，低身長のリスクがある[3]（Q42参照）。

　牛乳アレルギー児はカルシウムが不足しやすいので代替食品より補い，微量元素欠乏に注意する。

　重症牛乳アレルギー児でも多くは乳糖を摂取できるが，自宅での確認が難しい場合は食物経口負荷試験で確認するのが望ましい[4]。乳糖を含有する吸入薬や注射薬により症状が誘発されることもあるので注意が必要である（投与禁止薬剤はQ40を参照）。

●カルシウム不足を補う代替食品

	加水分解乳		アミノ酸乳	カルシウム強化豆乳		
商品名	ミルフィーHP（明治）	ニューMA-1（森永乳業）	エレメンタルフォーミュラ（明治）	ミルクのようにやさしいダイズ（大塚チルド）	進化型調整豆乳（キッコーマン）	調整豆乳有機丸大豆100％（スジャータ）
最大分子量	3,500以下	1,000以下	―	―	―	―
組成蛋白質	乳清蛋白質分解物	カゼイン分解物	精製アミノ酸	大豆蛋白質	大豆蛋白質	大豆蛋白質
Ca含有量（mg）100mLあたり	54（14.5％調乳）	60（15％調乳）	65（17％調乳）	115〜120	109	110
飲みやすさ	飲みやすい	ふつう	飲みにくい	飲みやすい6種類の味	飲みやすい	飲みやすい
注意点	・1日あたりCa摂取量の目安：生後6〜12カ月で250mg以上，1〜2歳では400mg以上となっている ・いずれも，乳糖を含まない ・いずれも，ビオチンやセレンが欠乏しやすいので注意する 　※ニューMA-1は，賞味期限が2016年12月15日以降の商品から，ビオチン・カルニチンが新たに配合された ・まれに加水分解乳でも症状が誘発される場合があるので，少量から開始する ・カルシウム強化豆乳には大豆タンパクが含まれており，大豆アレルギー児は使用できない					

文献5）より改変

文献
1) Imamura T, et al: Pediatr Allergy Immunol, 19(3): 270-274, 2008.
2) Sato S, et al: Curr Opin Allergy Clin Immunol, 15(3): 250-258, 2015.
3) Yanagida N, et al: Int Arch Allergy Immunol, 168(1): 56-60, 2015.
4) 竹井真理，他：日小ア誌，29：649-655，2015.
5) 厚生労働科学研究班による食物アレルギーの栄養指導の手引き2011.

江尻勇樹

part 1 概要と予防

Q20 乳酸菌やビタミンDで食物アレルギーを予防できますか？

A 多数の研究がありますが，現時点で，乳酸菌やビタミンDの食物アレルギー発症予防効果は証明されていません。

解説

- 腸内細菌叢やビタミンDが免疫に与える影響への理解が進み，多くの専門家が，腸内細菌叢の変化やビタミンD欠乏症が，近年のアレルギー疾患増加の一端を担っていると考えるようになってきた。

乳酸菌をはじめとしたプロバイオティクス

- プロバイオティクスは，抗生剤の対義語として，微生物の繁殖を促進する物質という意味で作られ，現在は適当な量を摂取することで，宿主に有益な効果をもたらす生きた微生物と定義される。乳酸菌（*Lactobacillus rhamnosus* など）やビフィズス菌（*Bifidobacterium longum* など）などが単独あるいは組み合わせて用いられる。
- 免疫に与える影響として，IgAやIL-10の産生を促進するほか，マウス実験では特定の腸内細菌がTregの分化を促進する働きが証明されている。
- 妊娠中・授乳中の母，乳児を対象としたプロバイオティクスに関する29のRCT（対象の組み合わせ，投与菌種・量・期間はそれぞれ異なる）の最新のメタ解析は，妊娠後期と授乳中の母，乳児の摂取により，湿疹のリスクが減少するが，食物アレルギーをはじめ他のアレルギーには影響しないと結論している。

ビタミンD

- ビタミンDは，7-デヒドロコレステロール（7-DHC）が皮膚で紫外線の作用でプレビタミンD3となった後，ビタミンD3となり，ビタミンD結合タンパク（VDBP）により輸送され，肝臓で25-ヒドロキシビタミンD3（25（OH）D3）へ，さらに腎臓で1,25-ジヒドロキシビタミンD3（1,25（OH）2D3）へ代謝されて活性化される。
- ビタミンDの自然免疫に与える影響として，単球や樹状細胞のToll-like receptorの発現抑制，皮膚や肺の上皮細胞の抗菌物質の分泌促進などが知られて

表1　ビタミンDに関する論文の要約

著者	発表年	結果
Kull	2006	脂溶性製剤に比べ，水溶性製剤によるビタミンD補充では，アレルゲン感作と食物アレルギー発症のリスクが増加する
Mullins	2011	秋冬出生の児に食物アレルギーが多いことは，紫外線暴露量とビタミンDに関連している
Sharief	2011	血清25（OH）D3低下は，アレルゲン特異的IgE上昇のリスク増加と関連があった
Allen	2013	血清25（OH）D3低下は，食物アレルギー発症リスク増加と関連し，複数の原因抗原を持つ傾向がある
Koplin	2015	VDBP量の多い遺伝子群で，血清25（OH）D3低下は，食物アレルギー発症リスク増加と治癒率低下に関連があった
Wegienka	2015	白色人種で，臍帯血中の血清25（OH）D3値は，アレルゲン感作率と負の相関を示した

文献1）より改変

いる。獲得免疫に与える影響として，Th1のサイトカイン分泌の抑制，TregからのIL-10分泌促進，B細胞のIgE産生抑制などが知られている。

- ビタミンD研究の多くは後ろ向きの観察的研究で，食物アレルギーへの有効性はまだ十分検証されていない（表1）。この他，日照時間が少ない秋から冬に出生した児は，鶏卵，牛乳，小麦の特異的IgE上昇のリスクが増加するとの報告もあり，ビタミンDと関連が示唆される。

前向き介入試験の施行への期待

- このように，食物アレルギー予防という観点から，乳酸菌をはじめとしたプロバイオティクスやビタミンD摂取の有効性について，現時点では十分な科学的根拠は得られておらず，投与時期，投与期間，投与量，投与方法などを検証するための前向き介入試験の施行が期待される。

文献
1) Cuello-Garcia CA, et al: J Allergy Clin Immunol, 136(4): 952-961, 2015.
2) Reinholtz M, et al: Clin Exp Allergy, 42(6): 817-826, 2012.
3) Mirzakhani H, et al: Clin Exp Allergy, 45(1): 114-125, 2014.

山本幹太

食物アレルギーは遺伝する？

　小児期に発症する食物アレルギー自体が遺伝することは少ないが，ご両親にアレルギー素因がある場合にお子さんに食物アレルギーが出る確率は高いとされている。ただし，経験的に甲殻類アレルギーなどでは家族内で発生する場合もあるようだ。

　食物アレルギーの遺伝に関する研究はそれほど行われていないのが実情である。両親にアレルギー素因がある場合には，食物アレルギーの発症に有意に関連することはいろいろな研究で報告されている[1]。私たちは2009年にNLRP3の遺伝子多型と食物によるアナフィラキシーの関連性を報告しており[2]，最近では皮膚のフィラグリンの遺伝子多型とピーナッツアレルギーの報告もなされている[3]。

文献　1）池松かおり，他：アレルギー，55（2）：140-150，2006．
　　　2）Hitomi Y, et al: J Allergy Clin Immunol, 124: 779-785, 2009.
　　　3）Brough HA, et al: J Allergy Clin Immunol, 134(4): 867-875, 2014.

海老澤元宏

part 2

診断と管理・治療

part 2　診断と管理・治療

Q21 食物アレルギーの診断はどのように進めますか？

A 問診または食物負荷試験で特定の食物摂取による症状の有無を確認し，血液検査や皮膚試験で特異的IgE抗体などの関与を確認し，診断します。

解説

- 食物アレルギーにはいくつかの臨床型があり（**Q1**参照）[1]，その診断の進め方は若干異なる。ここでは乳児期の慢性的なかゆみを伴う湿疹で発症する「食物アレルギーの関与する乳児アトピー性皮膚炎」と，乳児期後期から成人では蕁麻疹，咳，呼吸困難などの急激な症状を呈する「即時型症状」のタイプについて記載する。

食物アレルギーの関与する乳児アトピー性皮膚炎

- **図1**に診断のフローチャートを示す[2]。
- 慢性的な湿疹に対しては，まずは適切なスキンケアや薬物療法を行う。これらの治療をきちんと行うことが正確な診断をするための重要なポイントである。
- これらの治療をしっかりと行ったにもかかわらず，症状が改善しないときや中止すると再燃するときには食物アレルギーの関与を疑い，血液検査や皮膚試験を行う。それらの検査から原因と疑われた食物を除去し症状の改善があるか確認する（除去試験）。除去試験で症状の改善がある場合には，再度疑わしい食物を食べさせて症状増悪があるか確認する。母乳栄養の場合には母親の食事からも除去を行うこともあるが，長期間の除去を必要とする症例は少ない[1]。
- 離乳食開始時から検査陽性のため児が食べたことのない食物については，必要に応じて負荷試験（**Q25**参照）を行い確定診断することで不必要な除去を少なくできる。

即時型症状

- **図2**に診断のフローチャートを示す[2]。
- まずは，問診で疑われる食物の摂取による即時症状の有無を確認する。その際には保護者の食物アレルギー症状の認識が間違っていることもあるため，摂取から症状出現までの時間，出現した症状の内容が即時型アレルギー反応に合致するかを確認する。また，疑われる食品のこれまでの摂取状況，運動や服薬歴なども確

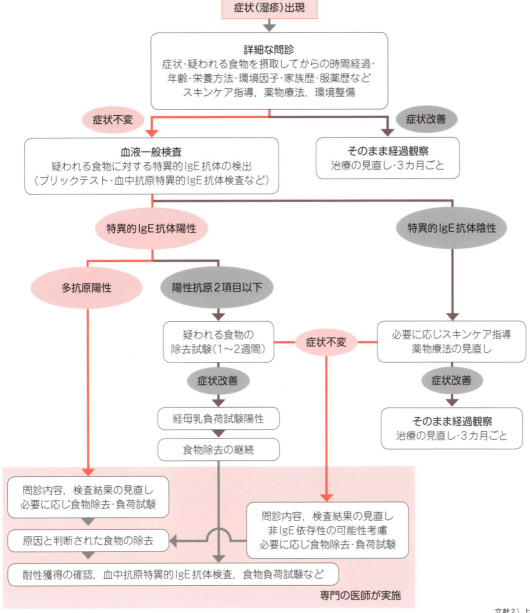

図1 食物アレルギー診断のフローチャート（食物アレルギーの関与する乳児アトピー性皮膚炎）

文献2）より引用

認する[1]。

- その後，皮膚テストや抗原特異的IgE抗体価を測定し，疑われる食物への感作の有無を確認する。疑われる食物による即時型アレルギーが確認され，感作も陽性の場合には食物アレルギーと診断することになる。
- 一方，原因食物のスクリーニングのために検査を行い，感作が証明された場合には，感作陽性の食物の摂取により症状が出現しない例を少なからず認める。そのような症例では，負荷試験による症状誘発の有無により確定診断することになる。症状の出にくい食品や特異的IgE抗体価が低いときには自宅での摂取を進められる場合もある。食事指導に困る症例では専門医への受診を考慮すべきである。

図2 食物アレルギー診断のフローチャート（即時型症状）

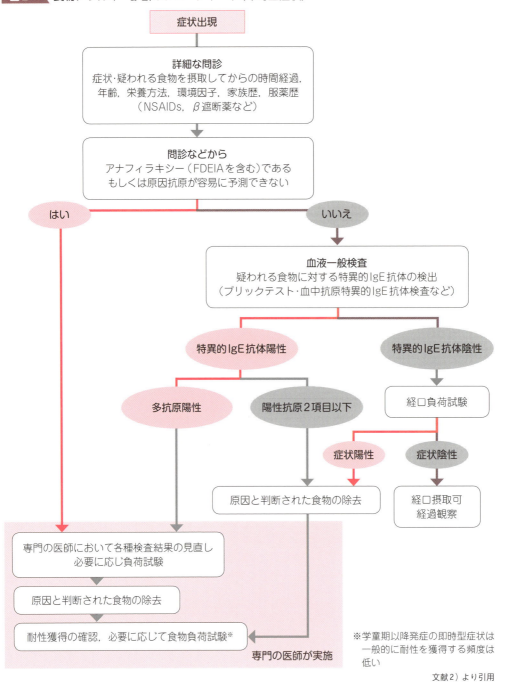

※学童期以降発症の即時型症状は一般的に耐性を獲得する頻度は低い

文献2）より引用

文献 1）日本小児アレルギー学会食物アレルギー委員会：食物アレルギー診療ガイドライン2012．協和企画，2011．
2）厚生労働科学研究班による食物アレルギーの診療の手引き2014．

佐藤さくら

原因食物別の注意点 ③
小麦

　小麦は即時型食物アレルギーの原因食物の第3位であり，その約1割を占めている。小麦アレルギーには，①乳幼児期に発症する即時型症状，②学童期以降に小麦摂取後の運動で起こる小麦依存性運動誘発アナフィラキシー（WDEIA），③主に製粉・製パン業で経気道的に感作され喘息を起こすBaker's asthma，の3つの病態がある。小児では即時型症状が主であるのに対し，成人では即時型症状よりWDEIAでの発症が多く，加水分解小麦による小麦アレルギーも多数報告されている。

麦類全般の不要な除去を避け
早期に解除する

　小麦アレルギーの診断において粗抗原である小麦特異的IgE抗体価は，診断感度は高いが特異度が劣ることが報告されている。一方で，ω5グリアジン（Tri a 19）特異的IgE抗体価は診断特異度が高く，3UA/mLでの症状誘発の可能性は約9割であり，値の高い症例では食物経口負荷試験で陽性になる可能性が高い。しかし小麦アレルギーを有する児の約3割が陰性であり，陰性であっても小麦アレルギーの可能性を否定できないため自宅での摂取や負荷試験では注意を要する。

　WDEIAでは小麦特異的IgE抗体価は低値あるいは陰性であることが多く，診断には有用でない。ω5グリアジン特異的IgE抗体価は成人のWDEIAにおいて有用性が報告されているが，小児あるいは20歳以下の若年成人では陽性になりにくいことが報告されている。そのためWDEIAを診断する際には，小麦およびω5グリアジン特異的IgE抗体価に加え，年齢や症状に応じて皮膚テストや運動負荷試験を行い総合的に判断する必要がある。

　乳幼児期に即時型症状で発症した小麦アレルギーは他抗原と比べ早期に耐性を獲得しうることが報告されており，適切な時期にOFCを行い早期に除去解除を目指すことが望ましい。また，小麦アレルギーにおける大麦やライ麦などその他の穀類との交差反応性は約20％といわれているが，症状なく摂取できる場合も多いので麦類全般をむやみに除去することは避けたい。

文献
1）厚生労働科学研究班による食物アレルギーの診療の手引き2014.
2）Ebisawa M, et al: Int Arch Allergy Immunol, 158 (1): 71-76, 2012.
3）Matsuo H, et al: Allergy, 63(2): 233-236, 2008.
4）Morita E, et al: Allegol Int, 58(4):493-498, 2009.
5）中川朋子，他：アレルギー，64：1169-1173，2015.
6）池松かおり，他：アレルギー，55：533-541，2006.

徳永郁香

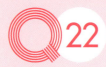

part 2 診断と管理・治療

Q22 特異的IgE抗体検査や皮膚テストで食物アレルギーの診断は可能ですか？

A 特異的IgE抗体検査や皮膚テストのみでの診断はできませんが，感作の確認や負荷試験の実施時期を決める判断に利用できます。

- 最終判断には，確実なエピソードの存在や食物経口負荷試験が必要である。しかし，血中抗原特異的IgE抗体検査（IgE抗体検査）や皮膚プリックテスト（SPT）は，IgE依存性の食物アレルギーにおいて食物アレルゲンへの感作の証明に有用である。

食物アレルギー診断への利用

- 食物アレルギーの診断では，摂取時の症状や症状出現の時間，運動の有無等の詳細な問診を行い，疑われる原因食物を探っていく。特定の食物による明らかな症状出現のエピソードがあり，IgE抗体検査が陽性の場合には食物アレルギーの可能性が高い。しかし，IgE抗体検査やSPTが陽性の場合でも，実際に食物摂取による症状を呈さないこともあるため，これらの検査だけで食物アレルギーの診断を行うことはできない。最終的には食物経口負荷試験にて症状の有無を確認する必要がある（Q25〜27参照）。
- 一方，食物摂取時に明らかな症状が出現するにもかかわらず，IgE抗体検査が陰性となることもある。特に，乳児期早期では食物アレルギーでもIgE抗体検査が陰性となる症例を経験する。このような症例では，SPTが診断の手がかりとなる。緒方らは，乳児アトピー性皮膚炎を伴う食物アレルギーの診断において，IgE抗体検査陰性例の食物アレルギー児にSPT陽性例が多く存在し，乳児期早期のIgE抗体陰性例にはSPTが食物アレルギー診断に有用であることを報告している[1]。

特異的IgE抗体検査の測定法の比較

- 表1に，わが国で利用できる半定量の特異的IgE抗体測定法を示した。臨床的に多くのエビデンスがあるのはイムノキャップ法であるが，最近ではアラスタット3gAllergy法を用いた臨床研究も行われ，イムノキャップ法と同じく有用な検査法であることが示されている。ただし同一サンプルであっても各測定法による検

表1　特異的IgE抗体検査薬の比較

	イムノキャップ	アラスタット3gAllergy	オリトンIgE	マストイムノシステムズⅢ	Viewアレルギー
アレルゲン固相	多孔質セルローススポンジ	ポリスチレンビーズ	多孔性ガラスフィルター	ポリスチレンウェル	多孔質セルローススポンジ
抗原数	182（単項目） 6（多項目）	200（単項目） 7（多項目）	57（単項目）	33（多項目同時測定）	36（多項目同時測定）
測定範囲	0.1-100U_A/mL	0.1-500IU_A/mL	0.35-100IU/mL	クラス判定	クラス判定
特徴	最も頻用されている	対応抗原数が最も多い	測定に要する時間が短い	必要血清量0.7mL	必要血清量0.5mL
	半定量検査			定性検査	

文献2）より一部改変

査値は異なるため，経時的な変化を見るときには注意が必要である。

アレルゲンコンポーネント

- アレルゲンを構成する個々の蛋白質成分をアレルゲンコンポーネント（コンポーネント）とよぶ。コンポーネントに対する特異的IgE抗体の測定ができるようになり，日常診療にも利用されている。たとえば，卵白中に最も含有量の多いオボアルブミンは加熱による安定性が低いが，卵白のコンポーネントの1つであるオボムコイドは，加熱による安定性が高いため，卵白特異的IgE検査が陽性でも，オボムコイドが陰性であれば加熱卵が摂取できる可能性が高くなる。

- ピーナッツコンポーネントの1つであるArah2は，ピーナッツ粗抗原およびその他のコンポーネントと比較して最も高い診断的有用性を示す[3]。小麦のコンポーネントであるω5グリアジンIgE抗体は，高レベルの領域では陽性的中率が高く，診断に有用であるが[4]，感度が低いため，診断のためには必ず小麦特異的IgE抗体との併用が必要である。

皮膚テスト

- SPTは，皮膚に市販のアレルゲン液を滴下し，出血しない程度にプリック針（Bifurcated Needle）で皮膚を穿刺してアレルゲンに対するマスト細胞の反応をみる検査である。

- 判定は15分後に膨疹や紅斑の大きさで行うため，安価で短時間に判定でき，なおかつ患者がその結果を直接みることができる。市販のアレルゲン液のない場合や，加熱や消化で抗原性が低下する果物や野菜アレルギーの診断には，食物をプリック針で穿刺してから直接皮膚を穿刺するprick-to-prickが有用である。

文献
1) 緒方美桂，他：アレルギー，57：843-852，2008．
2) 厚生労働科学研究班：特殊型食物アレルギーの診療の手引き2015．
3) Ebisawa M, et al: J Allergy Clin Immunol Pract, 3: 131-132, 2015.
4) Ebisawa M, et al: Int Arch Allergy Immunol, 158: 71-76, 2012.

小川絢子

part 2 診断と管理・治療

Q23 特異的IgG抗体検査で食物アレルギーの診断はできますか？

A 特異的IgG抗体検査の診断的な価値は認められていません。検査陽性だからといって短絡的に食物アレルギーと診断することは危険です。

解説

- 特異的IgG抗体検査を食物アレルギーの診断用検査薬として進めているインターネットサイトなどが存在し、診断に利用している医師が見受けられる。しかし、欧州免疫アレルギー学会やアメリカ免疫アレルギー学会では本検査の診断的な価値を認めておらず[1)2)]、「食物アレルギーの診療の手引き2014」でも同様のコメントをしている（表1）[3)]。すなわち、本検査をもとに正しい食物アレルギーの診断はできず、逆に不必要な食物除去を行うことになり、最悪の場合には患者に栄養障害などを引き起こす可能性もある。

アレルギー疾患と血清IgG抗体

- 免疫グロブリンにはⅠ型アレルギーに関与しているIgEのほかに、IgM、IgD、IgA、IgGが存在する。IgE抗体についてはどのようにアレルギー関与するのか明らかであるが、他の抗体についてはいまだ不明な点が多い。
- IgG抗体にはサブクラスが存在し、IgG1からIgG4までに分類される。アレルギー疾患においてはIgG4抗体に関する検討が多くなされている。特に吸入抗原（花粉やダニ）を用いた免疫療法では、治療により吸入抗原に対する特異的IgG4抗体価が上昇することが報告されている[4)]。
- このような免疫療法によるIgG4抗体価の上昇は、食物アレルギーに対する経口

表1 血中抗原特異的IgGとIgG4抗体検査に関する注意点

1) IgG（IgG4）抗体は臨床症状のない多くの患者で検出され、対照研究に基づいた診断的価値は報告されていない。 　　　　　　　　　　　　　　　　　　　　　　　　Stapel SO, et al. Allergy 2008; 63: 793-6.
2) 血清IgG4抗体価測定は特異抗体の存在を確認するだけであり、食物アレルギーの診断はできない。 　　　　　　　　　　　　　　　　　Bock SA, et al. J Allergy Clin Immunol 2010; 125: 1410.

文献3) より引用

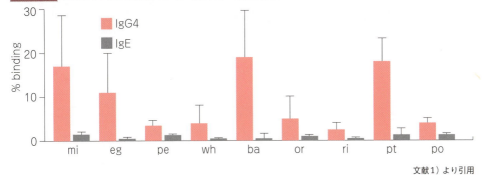

図1 健康人の特異的IgG4・IgE抗体価の測定結果

文献1）より引用

免疫療法においても証明されており[5]，経過良好で多く食べられる患者ではむしろ高いが，食物アレルギーの診断や治療経過との関連はいまのところ認められていない。

食物アレルギーの診断と血清IgG抗体価

- 欧州免疫アレルギー学会では2008年に，「食物に対するIgG抗体価測定は食物アレルギーの診断法として推奨しない」ことを正式に報告した[1]。
- この報告によると，①多くの食物アレルギーのない患者が食物に対する特異的IgG4抗体陽性となること（図1），②IgG4を介した好塩基球ヒスタミン遊離反応が証明されていないこと，③診断に関するコントロール研究が乏しいこと，がその根拠としてあげられている。

文献
1) Stapel SO, et al: Allergy, 63(7): 793-796, 2008.
2) Bock SA, et al: J Allergy Clin Immunol, 125(6): 1410, 2010.
3) 厚生労働科学研究班による食物アレルギーの診療の手引き2014.
4) Akdis CA, et al: World Allergy Organ J, 8(1): 17, 2015.
5) Jones SM, et al: J Allergy Clin Immunol, 124(2): 292-300, 2009.

佐藤さくら

part 2 診断と管理・治療

Q24 特異的IgE抗体価から症状誘発の可能性がわかりますか？

A プロバビリティカーブにより特異的IgE抗体価から症状誘発の可能性をある程度予測できますが，最終的な診断には食物経口負荷試験が必要です。

解説

- 特異的IgE抗体検査は感度が高いが特異度は低く，しばしば偽陽性となる。主な食物については，特異的IgE抗体価と食物負荷試験で陽性となる確率の関連を示したプロバビリティカーブ（図1）が作成されており，食物経口負荷試験で陽性となる確率を予想することができる。

抗原特異的IgE抗体価と食物負荷試験の関係

- 患者の背景や食物によって同じ値でも食物負荷試験で陽性となる確率は異なり，解釈に注意を要する。たとえば，同じ牛乳特異的IgE抗体価が3.0U$_A$/mLの場合でも，食物経口負荷試験が陽性となる確率は1歳未満では約90％であるが，2歳以上であれば約30％と年齢によって大きく異なる。
- 抗原によっても診断精度は異なり，たとえば大豆では特異的IgE抗体価が100U$_A$/mLの場合でも食物負荷試験で陽性になる確率は8割に満たない。
- 特異的IgE抗体検査にはいろいろな測定方法があり，それぞれ抗原の形態や標識方法は異なっている。そのため，得られた検査値は方法によって異なる値となり，直接比較することができない。経時的変化を確認する際は必ず同じ検査方法を用いる必要がある。国内で使用可能な検査では，イムノキャップ法およびアラスタット3gAllergy法によるプロバビリティカーブが報告されており，臨床で使用することができる。
- ただし，最終的な診断は抗原特異的IgE抗体価ではなく，食物経口負荷試験に基づいて行う必要がある。

アレルギーコンポーネントの有用性

- 従来，特異的IgE抗体検査には，アレルゲンから抽出した粗抗原が用いられてきた。しかし，粗抗原には複数のコンポーネントが含まれており，構成するそれぞれのコンポーネントに対する特異的IgE抗体価の測定を行うことでより診断精度

図1 特異的IgE抗体によるプロバビリティカーブ

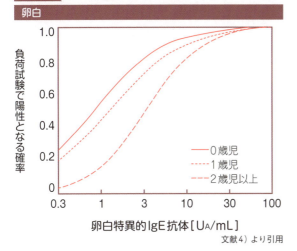
卵白
文献4）より引用

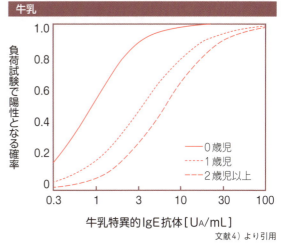
牛乳
文献4）より引用

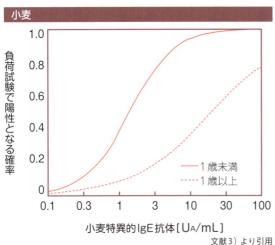
小麦
文献3）より引用

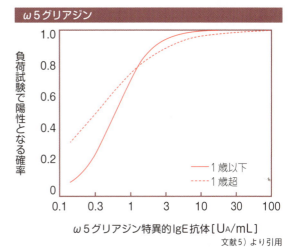
ω5グリアジン
文献5）より引用

を高めることができる。現在では，オボムコイド（鶏卵），ω5グリアジン（小麦），Ara h 2（ピーナッツ），Gly m 4（大豆）などのコンポーネント特異的IgE測定が保険適用となっており，診断に有用である。牛乳のコンポーネントにはカゼインおよびα・βラクトグロブリンがあるが，牛乳粗抗原と比べて診断の精度を改善しない。

- 各コンポーネントは臨床的誘発症状の予測性能が従来の粗抗原特異的IgEと異なっており，それぞれの特徴を理解することでより診断精度を上げることができる。具体的なコンポーネントの特徴に関しては，それぞれの食品のコラムを参照されたい。

文献
1) Sampson HA, et al: J Allergy Clin Immunol, 100(4) 444-451, 1997.
2) Johnson TL, et al: J Allergy Clin Immunol, 119(5): 1270-1272, 2007.
3) Komata T, et al: Allergol Int, 58(4): 599-603, 2009.
4) Komata T: J Allergy Clin Immunol, 119: 1270–1272, 2007.
5) Ebisawa M, et al: Int Arch Allergy Immunol, 158(1): 71–76, 2012.

高橋亨平

part 2 　診断と管理・治療

Q25 食物経口負荷試験は何のために行うのですか？

A 食物経口負荷試験は主に，食物アレルギーの確定診断，耐性獲得の判断，そしてリスクアセスメントのために行います。

解説

- 食物経口負荷試験（OFC：oral food challenge）とは，アレルギーが疑われる食品を，一定の時間間隔で分割摂取させて，症状の出現を観察する検査である。OFCは食物アレルギーの診断におけるゴールドスタンダードであり，必要に応じて実施することによって，より適切な食事指導を行うことが可能である。OFCを実施する主な目的は，①確定診断，②耐性獲得の判断，③リスクアセスメントのためである。

食物アレルギーの確定診断

- OFCは，食物アレルギーの関与する乳児アトピー性皮膚炎が疑われる場合，検査結果陽性で未摂取である場合，そして即時型症状を認めた場合に確定診断を目的に実施される。

- **食物アレルギーの関与する乳児アトピー性皮膚炎**：乳児アトピー性皮膚炎に食物アレルギーが関与していると考えられる場合，原因食物を同定する際にまず1〜2週間疑われている食物を完全に除去する（食物除去試験）。その後に，疑われている食物のOFCを実施し，症状誘発の有無を判断材料に診断を行う。この際に誘発される症状としては湿疹の悪化のみならず，蕁麻疹や呼吸器・消化器症状なども認められることがあることに注意が必要である。

- **検査結果陽性で未摂取**：アトピー性皮膚炎や他のアレルギー疾患の精査の一環として，または兄弟が食物アレルギーの既往があるなどの理由で乳幼児期に血液検査や皮膚テストを実施した結果，検査が陽性で感作を認めた場合，いったん除去を指示されることがある。その食物が未摂取であるために真のアレルギーであるかが判断できない場合には診断のためにOFCを実施する。

- **即時型症状**：複数の抗原が含まれた加工食品の摂取，または複数の食品を摂取した後に食物アレルギーによる即時型症状を認めた際には原因特定のためにOFCの実施が必要となることがある。過去に摂取してきた食品に関する病歴聴取を行

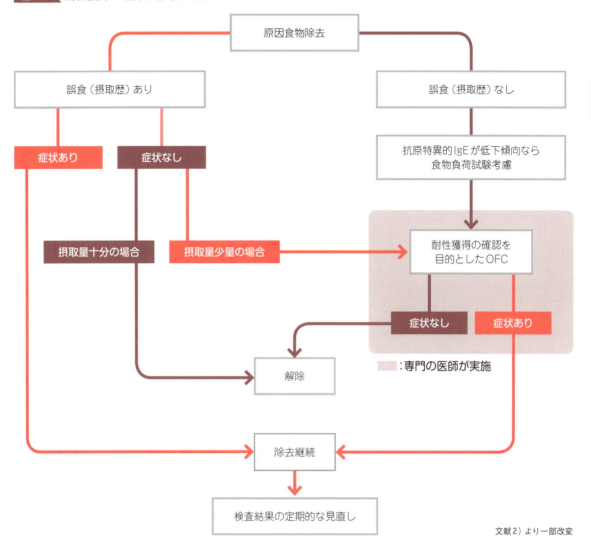

図1 耐性獲得の確認を目的としたOFC

文献2）より一部改変

い，血液検査や皮膚テスト結果を判断材料にしても完全に原因食物を絞り込めない場合には原因同定のために疑わしい食物のOFCを実施する。ただし，初回の即時症状としてアナフィラキシーを認めていた場合には，入院施設を備えた病院において専門医ものとでOFCを実施することを考慮する必要性がある。

耐性獲得の判断

- 図1に，耐性獲得の確認を目的としたOFCの流れを示す。
- 食物アレルギーの確定診断がなされた場合，その食物の除去が指導される。しかし，小児においては自然寛解が期待でき，特に卵，牛乳，小麦，大豆などの抗原は比較的早期に耐性獲得が認められることが知られており，適宜再評価が必要である。一定期間が経過した後にOFCを実施し，症状がなければ耐性を獲得したと判断して除去を解除し，症状を認めた場合には必要最小限の除去を継続する。

リスクアセスメント

- 安全に摂取できる量，または摂取量に対して誘発される症状の重症度を確認することを目的にOFCを実施し，その結果を学校などでの安全管理の指標とすることがある。微量の原因食物摂取で強い症状の誘発を認める際には学校給食での混入（コンタミネーション）に十分注意し，エピペン®使用など誤食時の対応について事前に検討しておく必要性がある。

文献
1) 日本小児アレルギー学会食物アレルギー委員会：食物経口負荷試験ガイドライン2012．協和企画，2011．
2) 厚生労働科学研究班による食物アレルギーの診療の手引き2014．
3) Sampson HA, et al: J Allergy Clin Immunol, 134(5): 1016-1025, 2014.

西野 誠

原因食物別の注意点④
大豆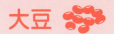

　わが国では，大豆は豆腐という形態で摂取されることが多いため，乳児期から離乳食として与えられ，乳児期には患者も多い。一方，成人では大豆アレルギーの頻度は低く，PFAS（pollen-food allergy syndrome）が主に問題となってくる（Q8参照）。

乳幼児における大豆アレルギー

　乳児期では，食物アレルギーに関与する乳児アトピー性皮膚炎型や即時型として発症する。全国調査によるわが国の即時型食物アレルギーの原因食物では大豆は11番目（1.5％）と比較的少ない。大豆特異的IgE抗体価やプリックテスト陽性すなわち大豆の感作陽性児でも，大豆摂取が可能な児が多いことが知られている。

　当院を受診した大豆アレルギーの患者では感作陽性の1,710名中，大豆アレルギー患者は307名（18％）であった。大豆経口負荷試験（OFC）の結果の解析では，大豆特異的IgE値のCAP-RASTスコア別にみると，スコア4で37％，スコア3で61％，スコア2で69％がOFC陰性であった。即時症状は皮膚症状が最も多かったが，OFC陽性例の12.7％がアナフィラキシーを呈しており，これらの症例の大豆特異的IgEはスコア3からスコア5であった。

　無用な除去を避けるため感作陽性の児にも積極的にOFCを施行することが望ましいが，強い症状を呈する場合があるため，十分に注意して行う必要がある。大豆のアレルゲンコンポーネントのうち，貯蔵蛋白である，Gly m 8（Gly m 2 S albumin）や，Gly m 5，Gly m 6が大豆の即時型アレルギーに関与しており，なかでもGly m 8特異的IgE抗体の測定値が，小児を対象にしたわが国の研究で特に有用であることが示された。現在は保険適用ではなく，日常診療での測定はできないが，今後の適用が期待される。

学童期以降の大豆アレルギー

　学童期以降は即時反応に加え，PFASによる口腔アレルギー症状がみられる。

　大豆のコンポーネントであるGly m 4は，シラカンバ花粉の主要抗原Bet v 1と同じPR-10蛋白に属している。PR-10蛋白は熱や消化管酵素に対する耐性が低く，加工や発酵によりアレルゲン性が低下するため，豆乳で症状を呈するPFASの患者の多くは豆腐や納豆，味噌は摂取できる。豆乳ではGly m 4が多く残存し，また，液体のため口腔や咽頭粘膜に接する時間が長くなりアレルゲンが吸収されやすいためと考えられている。豆乳でアナフィラキシーが誘発される症例もあり注意が必要である。

　Gly m 4特異的IgE抗体の測定は大豆によるPFASの診断に有用である。2016年に保険診療で測定可能となったため，今後，日常診療への応用が期待される。

文献
1) Sato M, et al: Allergology International, 65(1): 68-73, 2016.
2) Ebisawa M, et al: J Allergy Clin Immunol, 132(4): 976-978, 2013.
3) Mittag D, et al: J Allergy Clin Immunol, 113(1): 148-154, 2004.
4) Fukutomi Y, et al: J Allergy Clin Immunol, 129(3): 860-863, 2012.

房安直子

part 2 診断と管理・治療

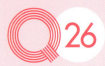

食物経口負荷試験はどうやって行うのですか？

症状への対応ができる医療機関で，適切な量の負荷試験食を選択し，単回または複数回に分けて食べ，症状が誘発されるかどうか判定します。

解説

- 食物アレルギーの診断および耐性獲得の確認には食物経口負荷試験（OFC）を行うのが望ましいとされる[1〜5]。OFCの方法について下記に解説する。

負荷食品の選択

- 総負荷量については，アメリカ，ヨーロッパ，日本のガイドラインのいずれにおいても負荷食物，患者の年齢，重症度に応じて決めるとされており，日本のガイドラインでは微量誘発の可能性がある場合は初回量および総負荷量を少なく設定したOFCを行い，それが陰性であれば通常のOFCに進むステップを設定することを推奨している。最終的な総負荷量は，おおむね年齢に応じた1回の食事量を目安とする。
- 当院では，原則として，STEP 0またはSTEP 1の目標量が少ない量からのOFCを行い，陰性であれば後日，次のSTEPのOFCを行う。これにより，各患者で陰性閾値，陽性閾値を正確に判断することができ，安全に食べることができる量と症状が誘発される量を同時に把握できるため，家族も安心して自宅で患者に摂取させることができる（75〜76頁図1）。

食物経口負荷試験食の準備

- 当院では，入院でのOFCに用いる負荷食品は栄養管理室の協力により病院で準備している。栄養管理室での調理が難しい医療機関では，既製の加工品を用いることも考慮するとよい[6]。
- 外来でのOFCでは，負荷食品を患者に持参してもらうことが多い。当院では，患者ごとに大幅に異なった負荷食にならないようにするため，負荷量や調理法などを文書で説明している（75〜76頁図1）。

図1　食物経口負荷試験の説明用資料

鶏卵用

STEP 0	STEP 1	STEP 2	STEP 3
黄身1個相当（加熱）	周りにすこし白身がついた黄身（1個）相当（加熱）	加熱卵　半分相当	炒り卵　1個相当
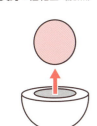 固ゆで卵 沸騰したお湯で12分間加熱	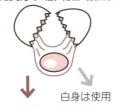 白身は使用しない 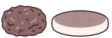	 1/2　1/2	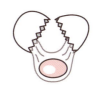 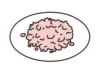

負荷試験陰性の場合に食べられるもの

固ゆで卵の黄身	卵黄をつなぎに使った料理	全卵が入った加工品、ゆで卵1/2個	卵焼き 茶碗蒸し
	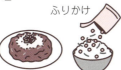 ふりかけ	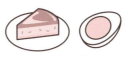	

牛乳用

STEP 0	STEP 1	STEP 2	STEP 3
牛乳3mL相当（加熱）	牛乳25mL相当（加熱）	牛乳50mL相当（非加熱）	牛乳200mL
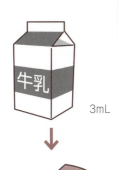 3mL	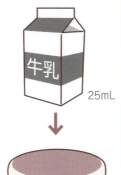 25mL	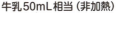 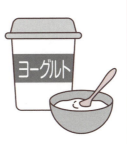 48g≒牛乳50mL相当	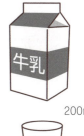 200mL

負荷試験陰性の場合に食べられるもの
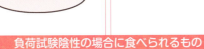

バター10g バター入り加工品	牛乳入り加工品	ヨーグルト チーズ少量	牛乳そのもの
	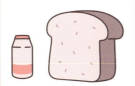		

食物経口負荷試験の方法

- ガイドラインでは，摂取間隔は15〜30分，3〜6回程度に分割し漸増摂取するとされる．当院では症状誘発リスクがきわめて高い負荷試験を多く行っており[7]，必然的に総負荷量，漸増回数を減らし，観察時間を長めに取らざるをえないため，単回または1時間ごとに2回摂取する方法で行っているが[8]，医療機関により状況は異なるため，各施設の実情に合わせた方法を設定することが望ましい（図2）．各国の方法については表1に示した．

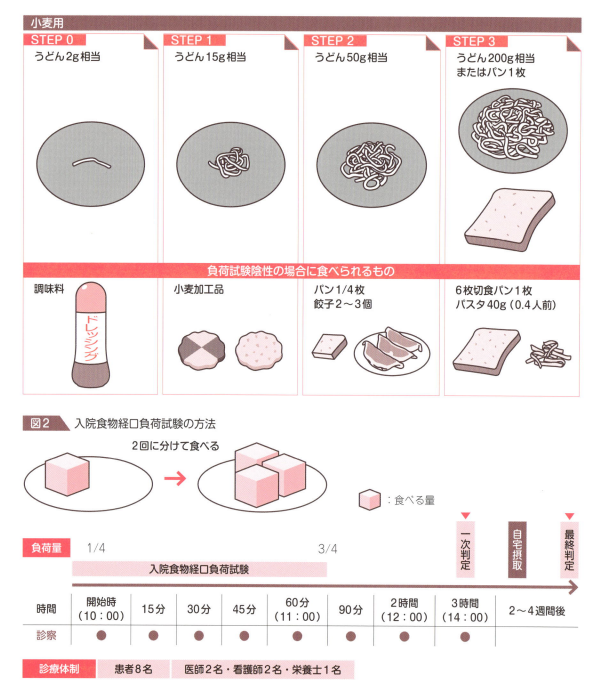

図2　入院食物経口負荷試験の方法

表1 諸外国ガイドラインとの比較

		アメリカ[1)2)6)]	ヨーロッパ[3)4)5)6)]	日本[7)]	相模原
目的		診断の確定，耐性獲得の確認，症状誘発閾値の確認			左記に加え経口免疫療法の適応判定
除外基準		アナフィラキシー歴あり	アナフィラキシー歴あり	1年以内の即時歴またはアナフィラキシー歴あり（原則）	コントロール不良のアトピー性皮膚炎・気管支喘息
推奨している方法	方法	DBPCFCが基本	オープン法＞ブラインド法	オープン法が基本	
	開始量	総負荷量の1/1000	食物蛋白量3mg	総負荷量の1/20～1/16	総負荷量の1/4
	総負荷量	負荷食物・患者の年齢・重症度に応じて決める	主に食物蛋白量3g（ただし年齢に準じて変更）	負荷食物・患者の年齢・重症度に応じて決める	STEP 0または1から2，3と順番に行う
	分割法	2～6回	記載なし	3～6回	2回
	摂取間隔	15分	15～30分		1時間
	判定基準	・客観的症状で陽性 ・主観的症状の場合はブラインド法で再施行			

1) Boyce JA, et al: J Allergy Clin Immunol, 126, 2010.
2) Nowak-Wegrzyn A, et al: J Allergy Clin Immunol, 123, 2009.
3) Bindslev-Jensen C, et al: Allergy, 59(7): 690-697, 2004.
4) Werfel T, et al: Allergy, 62(7): 723-728, 2007.
5) Food Allergy and Anaphylaxis Guidelines 2014.
6) Sampson HA, et al: J Allergy Clin Immunol, 130(6): 1260-1274, 2012.
7) 食物アレルギー経口負荷試験ガイドライン2009.

安全対策

- OFCは，アナフィラキシーに対応できる実施体制を整えたうえで行うことが望ましい．OFC専属の医師，看護師が確保できるとよいが，最低限，症状出現時にこれらのスタッフがすぐに対応できるようにすることが必須である[9)]．症状に対する対応はQ52を参照されたい．

文献
1) Rancé F, et al: Eur Ann Allergy Clin Immunol, 41(2): 35-49, 2009.
2) Nowak-Wegrzyn A, et al: J Allergy Clin Immunol, 123, 2009.
3) Boyce JA, et al: J Allergy Clin Immunol, 126, 2010.
4) 日本小児アレルギー学会食物アレルギー委員会：食物アレルギー診療ガイドライン2012．協和企画，2011．
5) 日本小児アレルギー学会：食物アレルギー経口負荷試験ガイドライン2009．協和企画，2009．
6) 柳田紀之，他：小児科臨床，67：1699-1706，2014．
7) 柳田紀之，他：日本小児アレルギー学会誌，28(3)：329-337，2014．
8) 柳田紀之，他：日本小児アレルギー学会誌，28(3)：320-328，2014．
9) 柳田紀之，他：小児内科，45：973-976，2013．

柳田紀之

part 2 診断と管理・治療

Q27 食物経口負荷試験はいつ受けたらいいですか？

A 1歳台には食物経口負荷試験ができる施設に紹介してもらい，遅くとも2歳台までに負荷試験を行うのがよいでしょう。

解説

- 不適切な除去が長期に続くと，低身長を含めた栄養障害等をきたす[1]。牛乳に関連する低身長は，牛乳の除去を解除することにより改善が期待できる[2]。食物アレルギーの診断および耐性獲得の確認のために食物経口負荷試験（以下，負荷試験）を適切な時期に行うのが望ましいとされる（目的に関しては**Q26**参照）。

適切な食物経口負荷試験の時期

- 適切な初回の負荷試験の時期に関しては，症例ごと，抗原ごとに異なるが，少なくとも完全除去を行っている食物についてはなるべく早く，少量でも摂取できるようにすることが望ましい。
- 保護者の希望による適切な初回負荷試験の時期を**図1**に示す。保護者の希望からは2歳以下での初回負荷試験が望まれている[3]。

適切な専門医紹介の時期

- 2歳台までに初回の負荷試験を行うためには，その前に負荷試験ができる施設への紹介が必要である。保護者が評価した年齢別の受診時期の評価を**図2**に示す。当院での調査の結果からは保護者は0～1歳での紹介を望んでおり，とくにアトピー性皮膚炎を合併している場合，早期の紹介希望が多かった（**表1**）。
- 『食物アレルギーの診療の手引き2014』によれば，食物アレルギーの関与する乳児アトピー性皮膚炎の専門医紹介のタイミングは，①湿疹が改善しない場合，②多抗原感作陽性，③負荷試験が必要な場合であり，これらの結果はこの推奨されるタイミングに合致する。

病診連携の必要性

- 1歳台までに専門医療機関を受診し，2歳台までに負荷試験を受けるためには，病診連携が必須である。

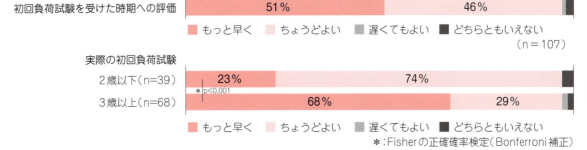

図1 初回の食物経口負荷試験のタイミング

文献3）より引用

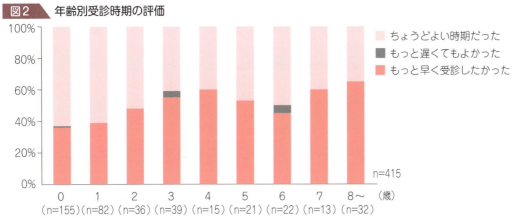

図2 年齢別受診時期の評価

柳田紀之，他：国立医療学会誌「医療」，vol.70 No.3(149-153), 2016 より引用

表1 早期紹介希望（もっと早く受診したかったと回答）に関連する因子

因子	オッズ比	95%信頼区間		有意確率
		下限	上限	
初診時のアトピー性皮膚炎	2.722	1.665	4.450	<0.001
2歳以降の紹介受診	2.882	1.860	4.466	<0.001

n=415

多重ロジスティック回帰分析（ステップワイズ法）を用いて検討した

柳田紀之，他：国立医療学会誌「医療」，vol.70 No.3(149-153), 2016 より引用

- 負荷試験を目的として紹介する際に必要な情報は，負荷試験を希望する食品，アトピー性皮膚炎の有無，気管支喘息の有無，アナフィラキシー歴の有無，現在の治療薬等であり，図3のような定型の簡易な紹介状を使用するとスムーズに紹介することができる。

- 除去している食物の詳細については専門医療機関で必ず再評価されるため，紹介状には紹介元でわかる範囲で記載する。食物アレルギー研究会のホームページ（http://www.foodallergy.jp/）では，食物負荷試験実施施設を検索することができ，病診連携に役立てることが可能である。

図3 負荷試験実施施設宛て共通定型紹介状

国立病院機構相模原病院小児科　アレルギー初診担当先生　御中
　　　　　　　　　　　　　　　　　　　　　　　　　　年　　　月　　　日
医療機関名
医師名

| 患者氏名　　　　殿 |
| 生年月日　　　　平成　　年　　月　　日　　年齢　　歳　　男・女 |
| 患者住所 |
| 電話番号 |

紹介目的（アレルギー疾患用）
□食物負荷試験（希望する食品：□鶏卵，□牛乳，□小麦，□大豆，□その他（　　　　　））
□経口免疫（減感作）療法（希望する食品：□鶏卵，□牛乳，□小麦，□ピーナッツ）
□食物アレルギーの管理の指導（食物負荷試験結果に基づく栄養指導含む）
□アトピー性皮膚炎の精査加療（教育入院含む）
□気管支喘息の鑑別診断・肺機能等の検査・発作治療・長期管理の見直し
□その他（　　　　　　　　　　）
＊採血データがある場合は添付いただけると幸いです。

現病歴
□食物アレルギー　□アトピー性皮膚炎　□気管支喘息　□アレルギー性鼻炎
□アナフィラキシー　□その他
（　　　　　　　　　　　　　　　　　　　　　　　　　　　　　　）

治療薬（薬品名のみで結構です）
内服・貼付　　　　（　　　　　　　　　　　　　　　　　　）
皮膚外用薬　　　　（　　　　　　　　　　　　　　　　　　）
吸入・点鼻・点眼　（　　　　　　　　　　　　　　　　　　）

文献
1）柳田紀之, 他：日本小児アレルギー学会誌, 27（5）：721-724, 2013.
2）Yanagida N, et al: Int Arch Allergy Immunol, 168(1): 56-60, 2015.
3）柳田紀之, 他：日本小児アレルギー学会誌, 28（3）：320-328, 2014.
4）柳田紀之, 他：国立医療学会誌「医療」, vol.70 No.3(149-153), 2016.

柳田紀之

原因食物別の注意点⑤
ピーナッツ・ナッツ類

交差抗原性

　ピーナッツは豆類と交差抗原性をもつが，実際に交差反応性（摂取により症状誘発すること）を示すことは少ない．一方で，ピーナッツアレルギー患児がナッツ類の摂取により症状誘発することはよく経験する．これらが交差抗原性による症状誘発なのかは患児により異なるため，各ナッツ類について個別に確認する必要がある．

　交差抗原性は，植物が進化の過程で保存してきた共通性の高い蛋白質に由来し，Bet v 1，プロフィリン，CCD（cross-reactive carbohydrate determinants）などがある．これらに感作された患児では，ピーナッツやナッツ類を摂取した際に，主に口腔の瘙痒感や咽頭の違和感など口腔アレルギー症候群（OAS）の症状をきたすことがある．一方，共通性の低い貯蔵蛋白は，ピーナッツまたは特定のナッツ類アレルギー患者に即時症状をきたすことが報告されている[1]．

　臨床的には，ピーナッツの2SアルブミンであるAra h 2特異的IgEは特異度に優れ，感度の高いピーナッツ特異的IgEと併用することで診断精度が向上し日常診療に役立つ．

●豆類・種子類のアレルゲンコンポーネント

ナッツ名	学名	貯蔵蛋白			汎アレルゲン			オイルボディ膜
		7Sグロブリン	11Sグロブリン	2Sアルブミン	Bet v 1 ホモログ	LTP	プロフィリン	オレオシン
					PR-10	PR-14		
ピーナッツ	*Arachis hypogaea*	Ara h 1	Ara h 3 Ara h 4	Ara h 2 Ara h 6 Ara h 7	Ara h 8	Ara h 9	Ara h 5	Ara h 10 Ara h 11
大豆	*Glycine max*	Gly m 5	Gly m 6		Gly m 4		Gly m 3	
カシューナッツ	*Anacardium occidentale*	Ana o 1	Ana o 2	Ana o 3				
クルミ	*Juglans regia*	Jug r 2	Jug r 4	Jug r 1		Jug r 3		
	Juglans nigra	Jug n 2		Jug n 1				
ヘーゼルナッツ	*Corylus avellana*	Cor a 11	Cor a 9	Cor a 14	Cor a 1	Cor a 8	Cor a 2	Cor a 12 Cor a 13
アーモンド	*Prunus dulcis*		Pru du 6			Pru du 3	Pru du 4	
ゴマ	*Sesamum indicum*	Ses i 3	Ses i 6 Ses i 7	Ses i 1 Ses i 2				Ses i 4 Ses i 5

PR protein : Pathogenesis-related protein. LTP : Lipid transfer protein

IUIS Allergen Nomenclature 2011. 7.
文献1）より引用

文献　1）日本小児アレルギー学会食物アレルギー委員会：食物アレルギー診療ガイドライン2012．p.32-39，協和企画，2011．

山本幹太

Q28 食物経口負荷試験をするにはどの病院にかかったらよいでしょうか？

A 食物経口負荷試験は，十分な食物アレルギーの診療経験をもつ医師のもとで安全に配慮して実施することが望ましいでしょう。実施施設は「foodallergy.jp」で調べることができます。

解説

- 食物経口負荷試験（OFC）は，食物アレルギーの最も確実な診断法であり，原因確定や除去解除の判断，重症度の評価などに欠かせない検査である。OFC実施に向けて十分な環境整備が必要である。

人員の配置

- OFCは医師，看護師，栄養士，医療事務が連携して行う。特に，食物アレルギーの診療経験が豊富な医師（基本的にアレルギー専門医）が配置されていることが大切であり，病棟看護師と協力してOFCを行う。

必要物品

- **治療のための医療物品**：酸素，フェイスマスク，薬剤（抗ヒスタミン薬，β_2刺激薬，ステロイド薬，アドレナリン），静脈ルート確保をするための用具一式，輸液のための備品一式
- **測定のための医療物品**：聴診器，血圧計，体温計，パルスオキシメータ，臨床所見と治療内容の記録用フローチャート

入院環境について

- 外来や診療所で実施する際には，ただちに入院治療に移行できる環境を整えておく必要がある。当院におけるOFCのスケジュールを図1に示す。当院では重篤な症状が出現した場合や，遅れて症状が出た場合には入院して治療を行うことがある。

保険診療について

- 2006年4月に入院OFCが保険適用となり，2008年4月に外来OFCが保険適用となった。保険診療として実施する場合には，施設基準の認定を受ける必要があ

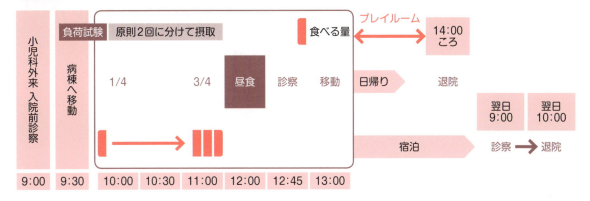

図1 当院における食物経口負荷試験のスケジュール

表1 小児食物経口負荷検査の施設基準

①小児科を標榜している保険医療機関
②小児食物アレルギーの診断および治療の経験を10年以上有する小児科を担当する常勤の医師が1名以上配置されている
③急変時等の緊急事態に対応するための体制その他当該検査を行うための体制が整備されている

り、「小児食物アレルギー負荷検査の施設基準に係る届出書添付書類」を地方社会保険事務局長に申請する。9歳未満の患者に対して年2回にかぎり、1000点の診療報酬が得られる。

OFC実施施設

- OFCはアナフィラキシーを含めた症状誘発のリスクがあるため、実施基準を満たした認定施設（表1）で行うことが望ましい。国内のOFC実施施設の一覧は、食物アレルギー研究会のホームページ（foodallergy.jp）より閲覧が可能となっている。ただし、小児科研修施設に対する調査で返信と許可があった施設のみが掲載されており、全国のすべてのOFC実施施設を網羅するわけではない）。
- 食物アレルギーが近年増加している一方、OFC実施施設の充足率は十分といえず、保護者の要望は根強い。食物アレルギー診療に習熟した医療従事者の数を増やし、かかりつけ医とOFC実施施設の間でよりいっそうの病診連携を進めていく必要がある。

文献
1) 日本小児アレルギー学会：食物アレルギー経口負荷試験ガイドライン2012．協和企画，2011．
2) 厚生労働科学研究班による食物アレルギーの診療の手引き2014．
3) 今井孝成：アレルギー，62（6）：681-688，2013

井上隆志

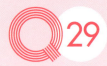

かかりつけの先生から専門の先生に紹介してもらうタイミングは？

食物アレルギーの関与するアトピー性皮膚炎の管理が必要な場合やアレルギー検査で多抗原陽性の場合，食物経口負荷試験が必要な場合などが専門医への紹介のタイミングです。

解説

- 食物アレルギー児は，専門医への受診が遅れると，低栄養や低身長をきたすことがある[1]。したがって，適切な時期に専門医を紹介することは一般医の重要な役割である。臨床病型ごとの病診連携のタイミングについて解説する。

食物アレルギーの関与する乳児アトピー性皮膚炎の場合（図1）

- 患者は，主に乳児期に遷延する湿疹を主訴に受診する。スキンケアやステロイド外用療法を行っても，湿疹が改善しない場合や，繰り返す場合は，食物の関与を考慮し，血液検査などを行う。以下の場合は専門医への紹介を考慮する必要がある。
- **多抗原（3抗原以上）の感作陽性の場合**：多抗原陽性の場合，除去食による家族の負担を考慮し，離乳食開始前までの紹介が望ましい。感作があっても，摂取できることのほうが多いため，専門医療機関で本当に除去する必要のある食品の絞込みを行う。
- **通常のスキンケアとステロイド外用療法にて湿疹が改善しない・繰り返す場合**：陽性抗原が2項目以下で，被疑食物の1〜2週間の除去（食物除去試験）を行っても，皮膚症状の改善が乏しければ，スキンケア指導や薬物療法を見直し（軟膏塗布量やアドヒアランスなど），それでも症状が不変であれば紹介する。
- **診断および耐性獲得の確認のための食物経口負荷試験が必要な場合**：食物除去試験により，皮膚症状が改善した場合は，1品目ずつ母親に摂取させ，その後の授乳により皮膚所見が悪化するかどうかを確認する（経母乳負荷試験）。その結果，陽性であれば母親に，児の皮膚状態が悪化しない程度に摂取を控えてもらう。その後，1歳ころを目安に，診断や耐性獲得の確認のための食物経口負荷試験（OFC：oral food challenge test）を目的とした紹介を考慮する。

図1 食物アレルギー診断のフローチャート(食物アレルギーの関与する乳児アトピー性皮膚炎)

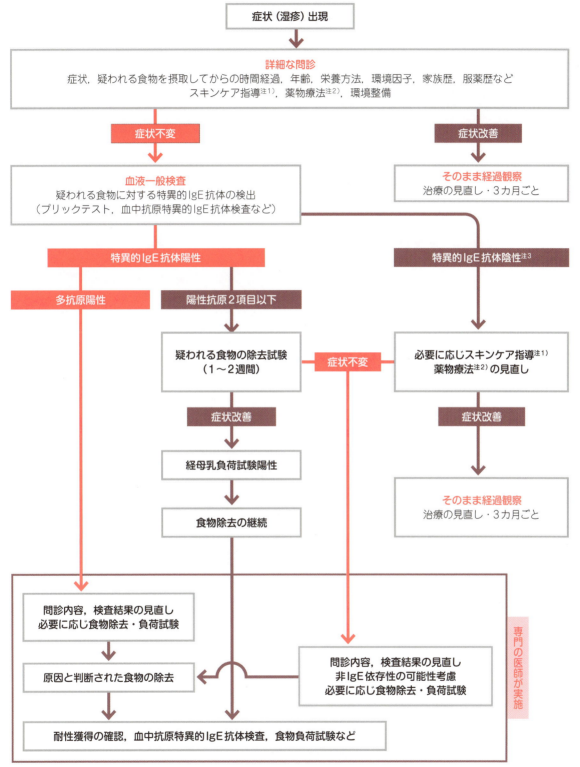

注1) スキンケア指導:スキンケアは皮膚の清潔と保湿が基本であり,詳細は「アトピー性皮膚炎診療ガイドライン2012」などを参照する。
注2) 薬物療法:薬物療法の中心はステロイド外用薬であり,その使用方法については「アトピー性皮膚炎診療ガイドライン2012」などを参照する。
非ステロイド外用薬は接触皮膚炎を惹起することがあるので注意する。
注3) 特異的IgE抗体陰性:生後6カ月未満の乳児では血中抗体特異的IgE抗体は陰性になることもあるので,プリックテストも有用である。

文献2)より引用

図2 食物アレルギー診断のフローチャート（即時型症状）

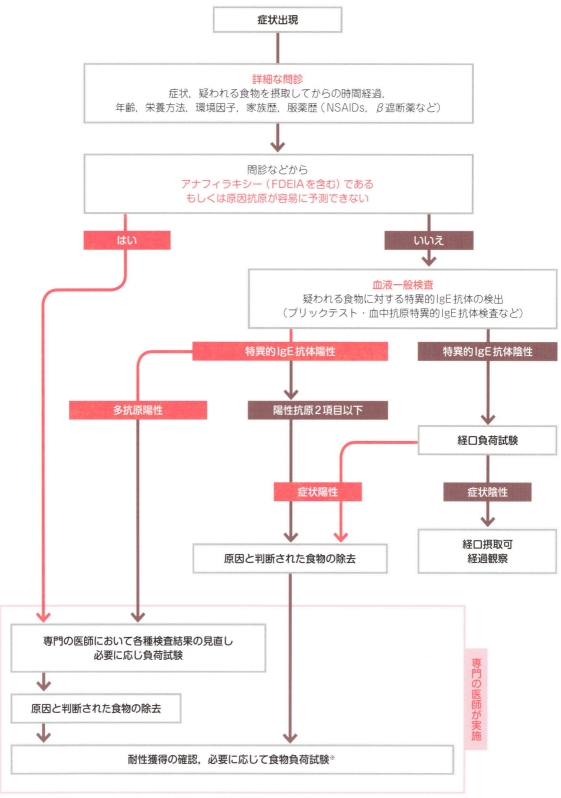

※学童期以降発症の即時型症例は一般的に耐性を獲得する頻度は低い

文献2）より引用

即時型食物アレルギーの場合(図2)

- 患者は,食後のアレルギー症状を主訴に受診する。問診や血液検査を行い,以下の場合は専門医への紹介を考慮する必要がある。
- **原因食物の診断が難しい場合や原因不明のアナフィラキシーを繰り返す場合**:診断を確定できない症例や多抗原陽性例は,OFCの必要性を考慮し紹介する。
- **耐性獲得の確認のためのOFCが必要な場合**:陽性抗原が2項目以下であれば,原因と判断した食物の除去を行う。ただし,食物アレルギー児の多くは自然に耐性を獲得するので,一定期間ごとに耐性獲得を確認するためのOFC目的での紹介を考慮する。
- **遷延する食物アレルギー**:年長児の時点で耐性を獲得していない症例は,診断の見直しや栄養指導目的での紹介を考慮する。

病診連携体制の構築

- 以上,病診連携について解説した。患者家族の立場からすると,初回OFCは2歳までの実施のニーズが高い[3]。それを実現するためには地域ごとの円滑な病診連携体制の構築が望まれる。

文献
1) 柳田紀之,他:日本小児アレルギー学会誌,27(5):721-724,2013.
2) 厚生労働科学研究班による食物アレルギーの診療の手引き2014.
3) 柳田紀之,他:症例を通して学ぶ食物アレルギーのすべて.p.74-79,南山堂,2013

真部哲治

part 2　診断と管理・治療

Q30　食物アレルギーの管理の基本は？

A 正しい診断に基づいて必要最小限の食物除去を実践することです。適切な食物経口負荷試験を正しいタイミングで受けたうえで，栄養食事指導を受けて生活の質の改善に努めましょう。

解説

- 食物アレルギーの管理の基本は正しい診断と適切な指導を行うことで，食物除去を常に必要最小限に留め，患者および保護者の生活の質の改善に努めることが重要である。

必要最小限の除去

- 食べると症状が誘発される食物だけを除去する。"念のため""心配だから"といって，必要以上に除去する食物を増やさない。
- 原因食物でも，症状が誘発されない"食べられる範囲"までは食べることができる。"食べられる範囲"の量を除去する必要はなく，むしろ食べられる範囲までは積極的に食べるように指示することが重要である。

管理栄養士による栄養・食事指導

- 除去すべき食品，食べられる食品など，食物アレルギーに関する正しい情報を提供する。
- 除去食物に関して摂取可能な範囲とそれに応じた食べられる食品を示す。
- 過剰な除去に陥らないように指導し，食物アレルギーに関する悩みを軽減，解消する。
- これらをサポートすることで，実際に患者や保護者が実践できるように導くことが重要である。

原因食物決定後の管理

- 原因食物決定後の血液検査や食物経口負荷試験を進めていくおおよその目安を図1に示した。クリニックの医師と専門施設の病診連携が重要になり，その実施のタイミングを表1にまとめた。

図1　原因食物決定後の管理

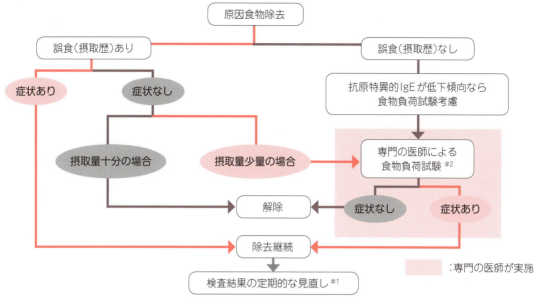

■：専門の医師が実施

《定期的検査のスケジュールの目安》

	3歳未満	3歳以上6歳未満	6歳以上
#1　抗原特異的IgE抗体	6カ月毎	6カ月～1年毎	1年毎またはそれ以上
#2　食物負荷試験考慮	6カ月～1年毎	1～3年毎	

食物除去解除を目指す場合の注意点
- 食物経口負荷試験や日常摂取で症状が誘発されない摂取量を確認後，症状が出現しないことを確認しながら，徐々に摂取量および摂取頻度を増加する。
- 食物除去解除後も体調の悪いときや食後の運動時には症状が出現することがあり，注意が必要である。

表1　病診連携のタイミング

食物アレルギーの関与する乳児アトピー性皮膚炎の専門医紹介のタイミング
① 通常のスキンケアとステロイド外用療法にて湿疹が改善しない・繰り返す場合
② 多抗原（3抗原以上）の感作陽性の場合（離乳食開始までに紹介）
③ 診断および耐性獲得の確認のための食物経口負荷試験が必要な場合

即時型食物アレルギーの専門医紹介のタイミング
① 原因食物の診断が難しい場合や原因不明のアナフィラキシーを繰り返す場合
② 遷延する食物アレルギーに対する診断の見直しや栄養指導が必要な場合
③ 耐性獲得の確認・リスクアセスメントのための食物経口負荷試験が必要な場合

文献　1）厚生労働科学研究班による食物アレルギーの診療の手引き2014.

海老澤元宏

part 2　診断と管理・治療

Q31　必要最小限の除去とは何ですか？

A 食べると症状が出る食物だけを除去することです。原因食物でも症状が出ない範囲までは食べることができます。必要以上に除去を行うのは望ましくありません。

解説

- 除去を行っている食品がある場合は除去品目を確認し，摂取可能な品目を説明する。また，症状が出ない範囲で積極的に摂取することが望ましい。

除去品目の確認

- 食物アレルギーとして除去を行っている食品がある場合は，医学的根拠に基づいた除去であるかを確認する。また，明らかな即時歴をもとに除去を指示する場合でも，除去が必要な範囲を説明する。
- たとえば，鶏卵の即時歴があり除去を行っている児などで，「念のため」「心配だから」といった理由で鶏肉・魚卵などの除去が行われている場合がある。鶏卵と鶏肉・魚卵との間には交差抗原性はほとんどなく，多くの場合，安全に除去を解除することができる。
- また，原因食品をもとにつくられている食品については，一般的にアレルギー症状を誘発しないため摂取が可能なものがあることも説明する。たとえば，卵殻カルシウムはカルシウムの強化などを目的に食品に添加されるが，製造過程で鶏卵蛋白が除去されているため，鶏卵アレルギーの児でも安全に摂取することができる。醤油・味噌は原材料として大豆を使用しているが，発酵の段階で蛋白質が分解されるため，一般的に除去は不要である。
- 除去が必要な食品が少ないほど生活の質が向上するため，摂取可能な品目を説明する（表1）。
- ただし，鳥卵（鶏卵，うずら卵），牛乳と羊乳，甲殻類（エビ，カニ，ロブスター）は交差抗原性が高くアレルギー合併率が高いことが知られている。麦類（小麦，大麦，ライ麦）は交差抗原性があるが，実際に複数の抗原で症状を呈するのは2割程度であり，摂取が可能かどうかの判断のためには必要に応じて食物経口負荷試験を行う。

表1　食物アレルギーがあっても一般的に除去が不要な食品

原因食品	除去不要な食品
鶏卵	鶏肉，魚卵，卵殻カルシウム（焼成，未焼成ともに）
牛乳	牛肉，乳化剤，乳酸カルシウム，乳糖
小麦	醤油，穀物酢，麦芽糖
大豆	緑豆モヤシ，醤油，味噌，大豆油
ゴマ	ゴマ油

文献1）より一部改変・追記

表2　牛乳25mLの抗原量に相当する食品

牛乳	25mL（蛋白質825mg）
バター	約140g
クリーム（純牛乳）	約40g
ヨーグルト（全脂無糖）	23g
プロセスチーズ	3.6g（スライスチーズ約1/5枚）
カルピス	200mL
ヤクルト	1本

文献2）および相模原病院小児科資料より

症状が出ない範囲での積極的な摂取

- 完全な除去と比較して，部分的にでも摂取を行うことは耐性獲得を早めると考えられている．そのため，食物経口負荷試験により摂取が可能な量が確認できた場合は，その量を上限に積極的に摂取する．たとえば，牛乳25mLまでは食物経口負荷試験で症状が出現しないことが確認できた場合，それと同量の牛乳蛋白質（825mg）までであれば症状が出現する可能性が低く，摂取を許可できる（表2）。
- ただし，鶏卵など加熱により抗原性が大きく変化する食品や，豆腐・豆乳など同じ蛋白量でも臨床的特徴が異なるものなどもあり，食品の調理方法や加熱時間を考慮した上で摂取できる食品を指示する必要がある．
- 食物経口負荷試験で摂取が可能であることを確認できた場合でも，体調不良や個々の食品の抗原性の差で，症状が出現する可能性があることを説明する．自宅での摂取を開始する前に，あらかじめ抗ヒスタミン薬などの処方を行い，症状が出現した際の対処方法について説明を行う．
- 学校での摂取はすぐに解除するのではなく，まずは保護者が見守っている状態での摂取を繰り返し行って，安全性の確認ができた上で行うことが望ましい．

文献
1) 厚生労働科学研究班による食物アレルギーの診療の手引き2014.
2) 文部科学省科学技術・学術審議会資源調査分科会：日本食品標準成分表2015年版（七訂）．
3) Sicherer SH: J Allergy Clin Immunol, 108(6): 881-890, 2001.
4) Leonard SA, et al: J Allergy Clin Immunol, 130(2): 473-480, 2012.
5) Okada Y, et al: Allergol Int, 64(3): 272-276, 2015.
6) Du Toit G, et al: N Engl J Med, 372(9): 803-813, 2015.

高橋亨平

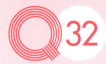

Q32 除去解除の判断はどのように行うのですか？

食物経口負荷試験の結果や自宅での摂取状況などをもとに判断します。学校給食や外食は，十分に安全性が確保できてから除去解除します。

解説

- 経口負荷試験の結果などで自宅での摂取が解除となり，指示された量を上限に摂取する。自宅で1食分相当を摂取できたら，体調不良時の摂取や摂取後の運動も問題ないことを確認し，学校給食や外食も解除となる。

自宅での除去解除

- 小児の食物アレルギーの有病率は，乳児期が約10％，幼児期が約5％，学童期が約2％程度とされ，年齢が上がるにつれて耐性を獲得する傾向にある。栄養学的な意味のみならず，食生活の負担を軽減し，QOLを向上させるためにも，食べて症状が出現することが明らかな必要最小限の食物のみを除去することが重要である。食物アレルギーでは年齢とともに耐性獲得するので，乳幼児期に診断された児に対して，いたずらに除去を継続することは望ましくない。食物経口負荷試験を適宜行い，必要最小限の除去をすることが食物アレルギーの診療の基本である[1]。
- 食物除去の解除は，食物経口負荷試験の結果や自宅での摂取状況などをもとに判断する。まずは食物経口負荷試験で症状なく摂取できた量を上限として，自宅で繰り返し摂取するよう指導し，症状が出なければ，さらに多い量の食物経口負荷試験を施行する。また，解除を指示した食物の蛋白量を基準に加工食品や調理形態の異なる食品の摂取も勧める。ただし，鶏卵の蛋白質のように加熱により変性する場合もあり，加熱の程度など調理方法も考慮して指導する必要がある。

園・学校での除去解除

- 自宅で十分量（年齢に応じた1食分を目安とする。学童期では，鶏卵：全卵1個およびマヨネーズ，牛乳：200mL，小麦：うどん200gまたは食パン1枚程度）を摂取でき，体調不良時や摂取後の運動など症状が誘発されやすい状況下でも問題ないことを確認し，十分に安全性が確保できてから除去解除することが望まし

い。一部の食品や調理形態のみ解除とする部分解除は，予期せぬ要因（運動，体調不良，多量に摂取など）により症状が誘発されるリスクがあるため，園・学校での給食では原則として除去で対応する。
- また，外食においても，自宅で十分に安全性が確認できてから除去解除するのが望ましい。

文献　1）Akiyama H, et al: Adv Food Nutr Res, 62: 139-171, 2011.

永倉顕一

part 2 診断と管理・治療

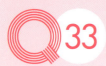

授乳中の場合，
母親の食物除去は必要ですか？

A ほとんどの場合，お母さんの食物除去は必要ありません。最新のガイドラインでも，食物アレルギーの発症予防のために授乳中の母親の食物除去を行うことは推奨されていません。

- 食物アレルギーがあっても，ほとんどの場合，母親の食物除去は必要ない。ただし，食物アレルギーの関与する乳児アトピー性皮膚炎の治療として，除去負荷試験の結果から母親の食物除去を行うことがある。

母乳への食物抗原の移行

- 母乳は乳児にとって最も理想的な食事であり，母乳栄養は栄養学的・免疫学的なメリットだけでなく，母子愛着形成にも重要な要素である。そのため，不用意に母乳栄養を中断することは慎まなければならない。
- 母乳中に食物抗原が移行することは，1921年にShannonが初めて報告した。その後，母乳中に含まれている抗原量を測定することが可能となり，抗原量は通常の摂取量と比べるとng/mLの単位で表される程度と極微量であるが，感作を起こしうるものであると考えられている。

食物除去は必要か

- 母乳中に食物抗原が微量に含まれていることから，以前は皮膚テストや血液検査の結果をもとに母親の食物除去を行うことも多かった。しかし，母乳中に含まれる蛋白質は極微量であり，また抗原性も低下している。そのため，最重症の患児以外では母親の完全除去を行う必要はない。経母乳的抗原摂取により即時型症状を呈した症例も報告されているものの，きわめてまれである。
- ただし，乳児アトピー性皮膚炎に食物アレルギーの関与が考えられる場合は，除去負荷試験を行った上で，母親の食物除去を行うことがある（**Q9** 参照）。その場合でも，皮膚の軽快とともに母親の食物除去はほとんどの場合，不要となる。

食物アレルギー発症の予防

- 母乳中の食物抗原が食物抗原に対する感作および食物アレルギー発症に関与する

表1　国内外のガイドライン

	AAP2008レポート	ESPACI/ESPGHAN 1999, ESPGHAN 2008勧告	SP-EAACI 2004, 2008勧告
ハイリスク児の定義	両親・同胞に1人以上のアレルギー	両親・同胞に1人以上のアレルギー（1999）	両親・同胞に1人以上のアレルギー
（完全）母乳栄養	生後3〜4カ月まではエビデンスあり	生後4〜6カ月まで	最低生後4カ月まで，可能なら6カ月まで
授乳期の母親の食事制限	アトピー性皮膚炎発症率の低下のエビデンスあり	推奨しない	推奨しない
人工栄養	（牛乳蛋白に対して）加水分解乳の効果あり（大豆乳は推奨しない）	低アレルゲン化ミルク（1999）	生後4カ月まで完全加水分解乳（2004），低アレルゲン化ミルク（2008）

	JPGFA 2012	NIAID 2010	EAACI 2014
ハイリスク児の定義	両親・同胞に1人以上のアレルギー	両親・同胞に1人以上のアレルギー	両親・同胞に1人以上のアレルギー
（完全）母乳栄養	母乳栄養が混合栄養に比べてアレルギー予防に優れているという十分なエビデンスはない	生後4〜6カ月まで	母乳育児はメリットが大きく，すべての患児で推奨するが，アレルギー予防としてはエビデンスが乏しい
授乳期の母親の食事制限	推奨しない（偏食はしない）	推奨しない	エビデンスがない
人工栄養	低アレルゲン化ミルクを使用する場合には，医師の指導のもとに行う	完全母乳が難しい場合は加水分解乳を考慮	生後4カ月までで完全母乳が難しい場合は加水分解乳を使用

AAP：American Academy of Pediatrics
ESPACI：European Society for Pediatric Allergology and Clinical Immunology
ESPGHAN：European Society for Pediatric Gastroenterology, Hepatology, and Nutrition
SP-EAACI：Section on Pediatrics, European Academy of Allergology and Clinical Immunology
JPGFA：食物アレルギー診療ガイドライン
NIAID：National Institute of Allergy and Infectious Diseases
EAACI：European Academy of Allergy and Clinical immunology
文献1）より抜粋．文献2）3）を追記

か，早期摂取により発症を予防する効果があるかはいまだ結論が得られていない。母乳中には食物抗原以外に，抗原特異的分泌型IgA抗体や母体由来の細胞成分が含まれているが，現時点ではその役割は明らかではない。

- 母親が摂取する食品を制限することでアレルギーの発症予防ができるかについてはいくつかの研究があるが，結論は一定していない。Kramerらはシステマティックレビューで妊娠中および授乳中の抗原除去は児のアトピー性疾患を減らさず，また母体と胎児の栄養状態に悪影響を与える可能性があると結論づけている[4]。

DesRochesらは妊娠中・授乳中のピーナッツ摂取はともにピーナッツへの即時歴または感作を増やしたと報告している[5]。

- さまざまな報告があるが，現時点では授乳中の母親の抗原除去には食物アレルギーの発症予防効果はないと考えられている。最新のガイドラインでも，食物アレルギーの発症予防のために授乳中の母親の食物除去を行うことは推奨されていない（表1）。

文献
1) 日本小児アレルギー学会食物アレルギー委員会：食物アレルギー診療ガイドライン2012．協和企画，2011．
2) National Institute of Allergy and Infectious Diseases Guideline 2010.
3) EAACI: Food Allergy and Anaphylaxis Guidelines 2014.
4) Kramer MS, et al: Evid Based Child Health, 9(2): 447-483, 2014.
5) DesRoches, et al: J Investig Allergol Clin Immunol, 20(4): 289-294, 2010.
6) Muraro A, et al: Allergy, 69(5): 590-601, 2014.
7) Boyce JA, et al: J Allergy Clin Immunol, 126(6): S1-58, 2010.

高橋亨平

part 2 診断と管理・治療

Q34 経口免疫療法とはどのような治療ですか？

A 除去している原因食物を計画的に摂取して耐性獲得の誘導を試みる治療です。症状誘発のリスクがあるので、一般診療として推奨されていません。

解説

- 本来除去している原因食物を医師の指導のもと計画的に摂取させ耐性獲得の誘導を試みる治療であるが、症状誘発のリスクがあり、ガイドラインでは研究的な治療法とされ、一般診療として推奨していない。

経口免疫療法の位置づけ

- 食物アレルギー診療の原則は、「必要最小限の原因食物の除去」である。乳幼児期発症の食物アレルギーは成長に伴って耐性獲得することが多く、適切な時期に食物経口負荷試験（OFC）を実施し解除を進めていくが、一部の症例は自然経過での耐性獲得が困難である。
- 近年、新しい食物アレルギーの治療として経口免疫療法（OIT）が注目され、諸外国およびわが国でも取り組まれている。OITはOFCで診断した患者に対し、本来除去している原因食物を計画的に摂取・増量させる治療法である。しかし、多くの患者が治療中にアレルギー症状を伴い、長期にわたる治療が必要となることなど問題点も明らかになってきた。欧米の指針[1)2)]では、OITは現状で一般診療として推奨せず、専門施設のもとで行われるべき治療としている。

治療効果と副反応

- OITの臨床研究の報告を**表1**に示した。OITにより多くの患者で症状誘発の閾値は上昇し、脱感作状態（原因食物を連日摂取していれば症状が出にくい状態）を得ることはできる。また、一部の患者では暫定的な耐性獲得（原因食物の摂取を一定期間中断しても症状が出ない状態）を得られる。
- 一方、OITでは本来除去している原因食物を摂取するため、治療中にアレルギー症状を認めることが多い。**表1**に引用した報告では、OIT増量期の症状誘発率が、摂取回数あたり：鶏卵35.9％[3)]、小麦26.4％[4)]、ピーナッツ7.9％[5)]、人数あたり：牛乳100％[6)]であった。これらの症状の多くは軽症であるが[1)]、時にアナフィラ

キシーが誘発され，アドレナリン（エピネフリン）の使用を必要とする[4)6)]。また，稀ではあるが，好酸球性食道炎・胃腸炎を合併した報告[7)]もある。
- 現時点でOITは安全性や有効性に関する十分なエビデンスがないため，わが国の診療ガイドラインでも一般診療として推奨していない。食物アレルギー診療の経験豊富な救急対応も可能な医師が，倫理委員会の承認を受け，治療のリスク・ベネフィットを患者や保護者に十分に説明し同意を得た上で，実施すべきである。

経口免疫療法のプロトコール

- OITの手法は医療機関によって異なり，現状では標準化されていない。
- 図1に国立相模原病院小児科のプロトコールを示した。当科では患者の重症度に応じて治療目標量・増量方法を選択している。事前のOFCで症状誘発閾値（★）を確認し，少ない量から原因食物を導入して，計画的に摂取量を増量する。OIT中は一時的に症状誘発閾値が上昇しており，多くの患者が事前の症状誘発閾値を超えて，原因食物の摂取量を増量できる（増量期）。目標量到達後は，一定期間，計画的な摂取を継続する（維持期）。この脱感作状態は耐性獲得と異なり，摂取後の運動・体調不良や，定期摂取の中断等で誘発症状が再燃しうる。
- そのため当科では，2週間の完全除去期間後にOFCを実施して，脱感作状態と耐性獲得を鑑別している。除去負荷試験が陽性の場合はOITの継続が必要で，多くは年単位の治療期間を必要とする。除去負荷試験が陰性であれば計画的摂取を終了するが，その後も摂取後の運動や体調不良，目標量を超える大量摂取で症状が出ないことを確認しなければ，園や学校での解除は許可できない。

症例提示

- 小麦アレルギーの5歳男児。乳児期に湿疹を認め，血液検査で小麦特異的IgE陽性のため食物アレルギーと診断。5歳時に当科紹介され（s-IgE 38.5U$_A$/mL），うどん15gのOFCで蕁麻疹，咳き込みを認めた。
- うどん2gよりOITを開始し，連日摂取で緩徐に摂取量を増量した。軽度の誘発症状を認めるも徐々に安定し，6歳時点でうどん200g相当の小麦の連日摂取が可能となった（s-IgE 22.6U$_A$/mL）。しかし，2週間の完全除去後のOFCで咽頭違和感，咳，喘鳴を認め脱感作状態と判定。OITを継続し，7歳時の除去負荷試験（うどん200g）で症状陰性となり，計画的摂取を終了した（s-IgE 8.2U$_A$/mL）。
- OIT終了後，小麦摂取＋運動で軽度の蕁麻疹を認めたため，しばらく自宅解除のみで経過観察とした。その後，運動誘発症状を認めなくなり，7歳半時点で学校解除となった（s-IgE 3.3U$_A$/mL）。

表1　代表的なOIT報告

抗原	著者(発行年)	対象患者	副反応	症状誘発閾値	治療効果
鶏卵	Burks, et al [3)] (2012)	5〜11歳 OIT:40 プラセボ:15	初期導入:27.4% 増量:35.9% 維持:24.2% (摂取回数あたり) アドレナリン:0回	OIT:上昇	脱感作:75% 耐性獲得:28% (>10g+1個) 脱落:13%
				プラセボ:変化なし	プラセボ:0%
小麦	Sato, et al [4)] (2015)	5〜13歳 OIT:18 コントロール:11	急速増量:26.4% 自宅:6.8% (摂取回数あたり) アドレナリン:3回	OIT:上昇	脱感作:61% (蛋白>5.2g) 脱落:11%
					コントロール:9%
ピーナッツ	Blumchen, et al [5)] (2010)	3〜14歳 OIT:23	急速増量:7.9% 自宅:2.6% (摂取回数あたり) アドレナリン:0回	OIT:上昇	脱感作:61% 耐性獲得:52% (>0.5g) 脱落:35%
牛乳	Longo, et al [6)] (2008)	5〜17歳 OIT:30 コントロール:30	急速増量:100% 自宅:57% (人数あたり) アドレナリン:5回	OIT:上昇	脱感作:36% (>150mL) 脱落:10%
				コントロール:変化なし	コントロール:0%

図1　OITプロトコールの概要

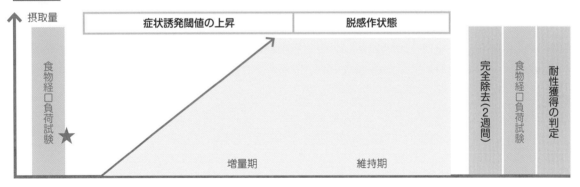

文献
1) Muraro A, et al: Allergy, 69(8): 1008-1025, 2014.
2) Sampson HA, et al: J Allergy Clin Immunol, 134(5): 1016-1025, 2014.
3) Burks AW, et al: N Engl J Med, 367(3): 233-243, 2012.
4) Sato S, et al: J Allergy Clin Immunol, 136(4): 1131-1133, 2015.
5) Blumchen K, et al: J Allergy Clin Immunol, 126(1): 83-91, 2010.
6) Longo G, et al: J Allergy Clin Immunol, 121(2): 343-347, 2008.
7) Sanchez-Garcia S, et al: J Allergy Clin Immunol, 129(4): 1155-1157, 2012.

小倉聖剛

part 2　診断と管理・治療

Q35 食物依存性運動誘発アナフィラキシーでは運動を禁止しなければいけませんか？

A 運動前に原因食物を摂取しないこと，原因食物を摂取した場合には食後最低2時間は運動を避けることが必要です。原因食物を摂取していない場合には，運動制限は不要です。

解説

- 食後に原因不明のアナフィラキシーを繰り返す場合には専門医へ紹介し，正確な診断を得られるようにする。食物依存性運動誘発アナフィラキシー（FEIAn/FDEIA：food dependent exercise-Induced anaphylaxis）の概要については**Q7**を参照。

運動量

- FDEIAでは原則，運動制限を行えば原因食物の摂取は可能である。発症時の運動では，フットボール27％，ランニング25％，ダンス12％と運動強度の高い運動での発症が多く（**図1**）[1]，Bargらによると，自転車により誘発された症例（19〜24％）よりランニングでアナフィラキシーが誘発された症例（69〜78％）が多かった[2]。しかし，歩行程度の運動でも症状が出現することがあり[3]，原因食物摂取後は安静にすることが必要である。

増悪因子

- 運動以外にも，入浴，疲労，寝不足，感冒，気温，湿度，ストレス，薬剤，女性ホルモン，花粉が増悪因子となりアレルギー症状の誘因になりうる[3]。特に，運動を行わなくてもアスピリンと原因抗原の摂取のみで症状が引き起こされることがある[4]。アスピリンはCOX阻害作用によりヒスタミン遊離抑制作用をもつPGE_2の産生が低下し，ヒスタミン遊離が促進することが知られている[5]。また，抗原の腸管から血液中への透過性を亢進させることも知られている。

管理

- FDEIAの予防にオマリズマブ[6]，抗ヒスタミン薬[7]，PGE1製剤[8]，クロモグリク酸[9]が有用であるという報告があるが，いずれも確立されていない。
- 現時点でのFDEIAの管理は以下が推奨されている[3]。

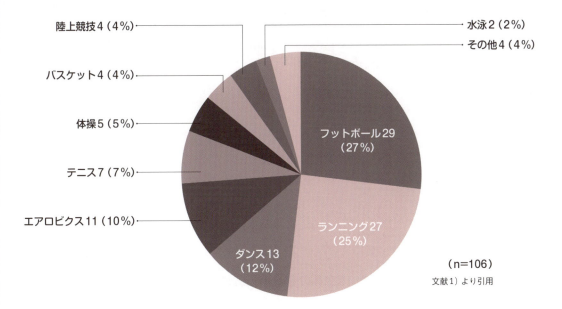

図1　食物依存性運動誘発アナフィラキシー発症時の運動

(n=106)
文献1）より引用

① 運動前には原因食物を摂取せず，原因食物を摂取した場合，食後最低2時間は運動を避ける．
② 皮膚の違和感や蕁麻疹など前駆症状が出現した段階で，運動をただちに中止して休憩する．
③ ヒスタミンH₁受容体拮抗薬，ステロイド薬，アドレナリン自己注射器を携帯する．
④ 感冒薬や解熱鎮痛薬を内服した場合は運動を避ける．

予後

再発はあるがおおむね症状は軽快していく報告や[9]，47％で頻度が減少，7％で増加したという報告[10]，30年間にわたり小麦によるFDEIAを繰り返していた症例の報告があり[11]，予後に関しては一定の見解はない．そのため今後の症例の蓄積が期待される．

文献
1) Romano A, et al: Clin Exp Allergy, 42(11): 1643-1653, 2012.
2) Barg W, et al: Curr Allergy Asthma Rep, 11(1): 45-51, 2011.
3) 日本小児アレルギー学会食物アレルギー委員会：食物アレルギー診療ガイドライン2012．協和企画，2011．
4) 厚生労働科学研究班：特殊型食物アレルギーの診療の手引き2015．
5) Chan CL, et al: Br J Pharmacol, 129(3): 589-597, 2000.
6) Bray SM, et al: Ann Allergy Asthma Immunol, 109(4): 281-282, 2012.
7) Choi JH, et al: Ann Dermatol, 21(2): 203-205, 2009.
8) 井上友介，他：アレルギー，58：1418-1425，2009．
9) 狩野博嗣，他：アレルギー，49：472-478，2000．
10) Shadick NA, et al: J Allergy Clin Immunol, 104(1): 123-127, 1999.
11) 寺尾浩，他：アレルギー，53：1119-1122，2004．

浅海智之

Q36 口腔アレルギー症候群ではすべての果物を除去しなければいけませんか？

A 口腔アレルギー症候群では，食べると症状が出るもののみ除去し，すべての果物の除去は不要です。加熱した果物や加工品の大部分は摂取可能であることが知られています。

解説

- 果物で同定されている抗原の多くは花粉抗原と交差抗原性を持ち，花粉症発症後に口腔アレルギー症候群（OAS：oral allergy syndrome）を発症することが多い（OASの概要については**Q8**を参照）。花粉と交差反応性が報告されている野菜・果物を**表1**に示す[1]。

交差抗原性

- Pathogenesis-related protein-10（PR-10）は感染特異的蛋白の1つである。感染特異的蛋白は，植物が病原体，害虫，ストレスに晒された際に生成される蛋白であり，病原体などへの防御機構を有する。シラカンバ花粉の主要アレルゲンであるBet v 1は，リンゴのMal d 1，モモのPru p 1，キウイフルーツのAct d 8と相同性を有し，それらはPR-10に属している。PR-10は3次元構造が抗原として認識されるため加熱や消化に不安定な蛋白であるが，セロリや大豆のPR-10は加熱処理後でも抗原性を示すことが知られている[2]。
- プロフィリンは細胞内骨格を形成する蛋白である。シラカンバのプロフィリン（Bet v 2）とメロン，スイカ，トマト，バナナ，パイナップル，オレンジなどとの関係が深いと報告されている[3]。
- Lipid transfer protein（LTP）は細胞内の脂質輸送蛋白で，感染防御にも関係しPR-14に属する。加熱や消化に安定であるため全身症状を呈する頻度が高い。桃のLTPであるPru p 3が地中海沿岸で全身症状を呈するコンポーネントとして報告されている。しかし，日本で全身症状を呈するモモアレルギーでPru p 3に感作されている例は少なく，ピマクレインであるPru p 7に感作されている例が多いと報告されている[4]。ピマクレインは抗菌ペプチドで，果肉・果皮に同程度含まれている。

表1　花粉と交差反応性のある果物・野菜

花粉	果物・野菜
シラカンバ・ハンノキ	リンゴ，モモ，イチゴ，サクランボ，ウメ，大豆，西洋ナシ，キウイ，マンゴー，ビワ
スギ	トマト
ヨモギ	セロリ，ニンジン，マンゴー，スパイス
イネ科	メロン，スイカ，キウイ，オレンジ，ピーナッツ
ブタクサ	メロン，スイカ，キュウリ，バナナ

文献2）より引用・改変

診断

- 病歴聴取，血中特異的IgE抗体価，皮膚テスト，好塩基球活性化試験を参考にする。抗原性は加工で変性するため，新鮮な野菜・果物を用いるPrick to prick testが，血中特異的抗体価や市販エキスの皮膚テストより有用である。新鮮な果物は旬を過ぎると手に入らないことがあり，加熱や加工により抗原性は低下するが，冷凍保存後に解凍した果物によるPrick to prick testは，新鮮な果物によるPrick to prick testと同程度の膨疹径を示す報告がある[5]。
- リンゴ，モモでは果肉より果皮で行うPrick to prick testの膨疹径が大きい[6]。これは，果肉より果皮にLTPの含有量が多いことが原因と考えられている。モモの果皮のPR-10の量は果肉と比べて同程度から数倍程度であるのに対して，果皮のLTPの量は果肉と比べて数百倍程度という報告がある[7]。またリンゴでは，茎に近いほうがPrick to prick testによる膨疹径が大きいという報告もあり，果物の抗原性やPrick to prick testは非常に奥が深い[8]。

治療

- 通常の食物アレルギーと同様に症状が出現する抗原を除去する[9]。抗ヒスタミン薬内服により症状の緩和が期待できる[10]。症状出現時はアナフィラキシーガイドラインに準じて治療を行うが，ほとんどの例で治療は不要である。
- 根本的な治療として免疫療法によるOASへの効果が報告されている。原因花粉に対する皮下注射により10〜84％，舌下免疫療法により0〜73％，抗原そのものによる経口免疫療法により62％がOASに対して有効であったという報告があるが，免疫療法は現在研究段階の治療である[11,12]。

患者指導

■ 原因食物を除去するが,加熱した果物や加工品は問題なく摂取できることが多い。明らかな症状がない食物は摂取してもよいが,**表1**に示す近縁の食物で症状を呈する場合や,特異的IgE陽性の場合にはOASを発症する可能性がある。果物はしばしば隠し味に使われる場合があり注意が必要である[13]。また,必要に応じて抗ヒスタミン薬,アドレナリン自己注射薬などを携帯する。

文献
1) 厚生労働科学研究班による食物アレルギーの診療の手引き2014.
2) Sampson HA: J Allergy Clin Immunol, 113(5): 805-819, 2004.
3) Asero R, et al: Clin Exp Allergy, 38(6): 1033-1037, 2008.
4) Inomata N, et al: Ann Allergy Asthma Immunol, 112(2): 175-177, 2014.
5) Begin P, et al: J Allergy Clin Immunol, 127(6): 1624-1626, 2011.
6) Fernandez-Rivas M, et al: Clin Exp Allergy, 29(9): 1239-1247, 1999.
7) Ahrazem O, et al: Ann Allergy Asthma Immunol, 99(1): 42-47, 2007.
8) Vlieg-Boerstra BJ, et al: Allergy, 68(9): 1196-1198, 2013.
9) 日本小児アレルギー学会食物アレルギー委員会:食物アレルギー診療ガイドライン2012.協和企画,2011.
10) Bindslev-Jensen C, et al: Allergy, 46(8): 610-613, 1991.
11) 岡本義久,他:アレルギー,61:652-658,2012.
12) Kopac P, et al: Allergy, 67(2): 280-285, 2012.
13) 北林耐,他:アレルギー,62:574-578,2013.

浅海智之

原因食物別の注意点⑥

甲殻類

交差は個々の症例で確認することが必要

　エビ，カニに代表される甲殻類のアレルギーは，成人の食物アレルギーの原因のなかでは小麦に次いで第2位を占め，食物依存性運動誘発アナフィラキシーの臨床像を呈することもある。しかしながら，小児期発症の甲殻類アレルギーも少なからず存在する。

　甲殻類のアレルゲンコンポーネントとしては，トロポミオシン，アルギニンキナーゼ，ミオシン軽鎖，筋形質カルシウム結合蛋白などがこれまでに同定されているが，わが国においては，これらに含まれない新規70kDaの蛋白がエビアレルギーの重要なコンポーネントアレルゲンである可能性が示唆されている[1]。

　ImmunoCAP®の検出率が低いことは過去にも報告されており，当院においても小児患者に加熱エビ40gの負荷試験を行った結果，エビ特異的IgE値と症状誘発の有無に相関はみられなかった。また，エビ摂取による即時症状の既往があった患者のなかには，エビ負荷試験が陰性となり耐性を獲得したと考えられる症例も多数認められた。甲殻類アレルギーは成人に多く，耐性化しにくい印象があるが，小児期発症に関してはそのエピトープ認識の大きさからoutgrowしやすい可能性が近年指摘されつつある[2]。

　また，トロポミオシンの相同性からイカ，タコなどの軟体類アレルギーとの交差を時に認めるが，エビアレルギーにイカアレルギーを合併する率は17.5％と報告されており[3]，個々の症例で確認することが必要である。

文献　1）足立厚子, 他：アレルギー，62（8）：960-967，2013.
　　　2）Ayuso R, et al: J Allergy Clin Immunol, 125(6): 1286-1293, 2010.
　　　3）富川盛光, 他：アレルギー，55（12）：1536-1542，2006.

小倉香奈子

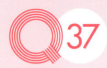

part 2 診断と管理・治療

Q37 食物アレルギー児が予防接種を受けても大丈夫ですか？

A 食物アレルギーのあるお子さんでも多くの場合，予防接種を問題なく受けることができますが，判断に困る場合はアレルギー専門医に相談しましょう。

- 接種要注意者に予防接種を実施する際は，万が一の誘発症状に備えて速やかに対応できる体制を整えておくことが望ましい。少なくとも摂取後30分は院内で経過観察を行うことが推奨される。

アレルギー疾患と接種適否の判断

- 日本小児アレルギー学会の見解（2013年3月）によれば，接種液の成分によってアナフィラキシーを起こしたことが明らかな患者は，接種不適当者に該当する[1]。また，接種後にアレルギーを疑う症状を起こしたことがある患者は，接種要注意者となる。しかし，食物アレルギーについての明確な判断基準がなく，医療機関や接種医が混乱することも少なくない。
- 予防接種を受ける際に注意すべきとされる食物アレルギーの代表は，鶏卵，牛乳，ゼラチンである。気管支喘息，アトピー性皮膚炎，アレルギー性鼻炎，蕁麻疹等，アレルギー体質というだけでは，接種不適当者には該当しない。また，血液検査で食物抗原に対する特異的IgEが陽性であっても，原因食物や加工品を摂取できていれば予防接種は問題なく受けられる。
- 接種要注意者に対しても，本人の健康状態や過去の接種歴を参考に，ワクチンの有益性と副反応のリスクを慎重に検討し，本人・保護者へ十分な説明と同意に基づいた上で，ワクチンを接種することは可能である。判断が難しい場合には，アレルギー専門医への紹介が望ましい。

食物由来の成分に対するアレルギー

- **鶏卵由来成分**：麻疹・風疹混合，おたふく，インフルエンザ，狂犬病，黄熱ワクチン等である。麻疹・おたふく・狂犬病ワクチンはニワトリ胚培養細胞を用いて製造されるが，卵白と交差反応性を示す蛋白はきわめて少ない。また，インフルエンザや黄熱ワクチンは孵化鶏卵から製造され，卵白アルブミンが混入する。し

かし，国内のインフルエンザワクチンに含まれる卵白アルブミンの量は10ng/mL以下ときわめて微量であり[2]，WHOの基準（5,000ng/回）やAAP[3]（700ng/回）の推奨値と比べて少なく，欧米の製品より高度に精製されている。

- **牛乳由来成分**：麻疹・風疹混合，日本脳炎，おたふくなどのワクチンで安定剤としての乳糖が含まれている。また，4種混合，麻疹・風疹混合，肺炎球菌，水痘，Hib，ロタなど製造過程で牛乳由来成分が使用されるワクチンも少なくない[4]。しかし，乳蛋白の混入は微量と考えられ，重篤な牛乳アレルギー児でなければ，副反応を起こす可能性は低いと考えられる。ただし，重症の牛乳アレルギー児では乳糖の経口摂取で即時症状を認める場合や，乳糖を含む製剤の点滴静注・吸入でアレルギー症状を認めることがあり，リスクの高い症例では注意を要する。
- **ゼラチン由来成分**：国内ワクチンの多くはゼラチンフリーとなり，安定剤としてゼラチンが含まれるワクチンは，現在では黄熱ワクチンと狂犬病ワクチンのみである。経口ポリオ生ワクチンにはゼラチンが含まれていたが，2012年からは不活化ポリオワクチンに切り替わっている。

接種液の成分に対するアレルギー

- 食物アレルギーの関与しない接種液の成分そのもの（ウイルス抗原，アジュバント，安定剤，防腐剤，抗菌薬など）に対する薬剤アレルギーを起こす可能性は，食物アレルギー合併の有無にかかわらず，予測することは難しい。また，ワクチンの成分そのものではないが，バイアルやシリンジに天然ゴムが使用されている場合，ラテックス成分が溶出する可能性が否定できない。食物アレルギーの特殊型であるラテックス・フルーツ症候群では注意を要する[4]（添付文書上は黄熱ワクチン）。

アレルギー症状の予測

- 事前の検査として，皮内テスト（接種液を生理食塩水で希釈）や皮膚プリックテストを行い，陽性であれば，分割接種を行うこともある[5]。しかし，皮膚テストや皮膚プリックテストは偽陽性あるいは偽陰性を起こすことが少なくない。そのため，検査結果が陰性であっても安全に接種できるという保証にはならず，検査結果が陽性であっても必ずアレルギー症状が誘発されることを意味しない[1]。

文献
1) 予防接種ガイドライン等検討委員会：予防接種ガイドライン2015年度版．公益財団法人予防接種リサーチセンター，2015．
2) 伊藤浩明，他：J Environ Cutan Allergol，3（2）：57-62，2009．
3) American Academy of Pediatrics Committee on Infectious Diseases: Pediatrics, 128(4): 813-825, 2011.
4) 大嶋勇成：薬局，64：509-514，2013．
5) Kelso JM, et al: J Allergy Clin Immunol, 130(1): 25-43, 2012.

小倉聖剛

part 2 　診断と管理・治療

Q38 食物アレルギーを治す薬はありますか？

A 食物アレルギーを根本的に治す薬はいまのところありませんが，誤食などによる即時型症状を緩和させる薬はあります。

解説

- 食物アレルギーの症状を抑えるために有効な薬剤について解説する。症状の重症度評価や実際的な対応については他項で詳述する。

アドレナリン

- アナフィラキシー，喉頭浮腫などの上気道狭窄，$β_2$刺激薬が使用できないか，使用しても改善しない場合の呼吸器症状，繰り返す嘔吐・下痢，激しい腹痛，血圧低下，意識低下がみられる場合に有効である。症状が急速に増悪する場合や過去に重篤な即時歴の既往がある場合には早めの投与を考慮する。
- 医療機関では0.1％アドレナリンを0.01mg/kg（0.01mL/kg）を大腿中央前外側に筋肉注射する。医療機関外での治療を想定し，アドレナリン自己注射器として，エピペン®注射液0.15mg（体重15～30kg），エピペン®注射液0.3mg（体重30kg以上）を処方できる。即効性があるが，アドレナリンを自己注射した場合は，必ず救急車で医療機関を受診させる。
- 副反応は，主として悪心，振戦，動悸などで，不整脈，狭心症，肺水腫，頭蓋内出血などはきわめて稀であり，治療の必要がある場合は投与を躊躇しない。

輸液

- 血圧低下が予想される場合には早急に静脈ルートを確保する。すでに血圧が低下している場合には，アドレナリン筋肉注射に加え，生理食塩水を静脈ルートから急速投与する。

ヒスタミンH₁受容体拮抗薬

- 即時型症状（発赤，腫脹，蕁麻疹，瘙痒などの皮膚症状や腹痛など）が発症した場合には有効なことが多い。眠気を主とした副反応があり，時に意識レベルの評価を難しくするため注意が必要である。使用する剤型にもよるが，中枢神経への

表1　鎮静作用の少ない第二世代ヒスタミンH_1受容体拮抗薬

一般名	代表的な薬品名	効能・効果[*1]	小児適応・用量，使用注意薬・慎重投与
エバスチン	エバステル錠5mg・OD錠5mg，エバステル錠10mg・OD錠10mg	蕁麻疹，皮膚疾患，アレルギー性鼻炎	・乳幼児への安全性は確立していない ・エリストロマイシン ・肝障害患者
エピナスチン塩酸塩	アレジオンドライシロップ1％，アレジオン錠10，アレジオン錠20	蕁麻疹，皮膚疾患，アレルギー性鼻炎，気管支喘息（錠のみ）	・3歳以上7歳未満に10mg，7歳以上に20mgを1日1回[*2]（ドライシロップのみ） ・肝障害患者
オロパタジン塩酸塩	アレロック錠2.5・OD錠2.5，アレロック錠5・OD錠5	蕁麻疹，皮膚疾患，アレルギー性鼻炎	・7歳以上に5mgを1日2回 ・腎障害，肝障害患者
セチリジン塩酸塩	ジルテック錠5，ジルテック錠10，ジルテックドライシロップ1.25％	蕁麻疹，皮膚疾患，アレルギー性鼻炎	・2歳以上7歳未満に2.5mg，7歳以上15歳未満に5mgを1日2回 ・テオフィリン，リトナビル，ピルシカイニド ・肝障害，腎障害患者（投与量調整），てんかん
フェキソフェナジン塩酸塩	アレグラ錠30mg，アレグラ錠60mg・OD錠60mg	蕁麻疹，皮膚疾患，アレルギー性鼻炎	・7歳以上12歳未満に30mg，12歳以上に60mgを1日2回 ・制酸剤（水酸化アルミニウム・水酸化マグネシウム含有製剤），エリスロマイシン
ベポタスチンベシル酸塩	タリオン錠5mg・OD錠5mg，タリオン錠10mg・OD錠10mg	蕁麻疹，皮膚疾患，アレルギー性鼻炎	・小児への安全性は確立していない ・腎障害患者
ロラタジン	クラリチンドライシロップ1％，クラリチン錠10mg・レディタブ錠10mg	蕁麻疹，皮膚疾患，アレルギー性鼻炎	・3歳以上7歳未満に5mg，7歳以上に10mgを1日1回 ・エリスロマイシン，シメチジン ・肝障害，腎障害患者
レボセチリジン塩酸塩	ザイザル錠5mg	蕁麻疹，皮膚疾患，アレルギー性鼻炎	・7歳以上15歳未満に2.5mgを1日2回 ・テオフィリン，リトナビル，ピルシカイニド ・肝障害，腎障害患者（投与量調整），てんかん

[*1]：皮膚疾患は「湿疹・皮膚炎，皮膚瘙痒症に伴う瘙痒」などの記載を示す
[*2]：蕁麻疹，皮膚疾患に対する用量

移行の少ない第二世代のものが推奨される（表1）。
- 軽症から中等症の場合は，経口投与することが多いが，嘔気や嘔吐がある場合や即効性を優先する場合には，第一世代のものを筋肉，静脈注射することもある。

ステロイド薬

- アナフィラキシー発症時などにみられる二相性反応の遅発相を抑制するのに有効とされるが，明らかなエビデンスはない。効果発現には4〜6時間を要し，即効性はないため注意が必要である。
- 『食物アレルギー診療ガイドライン2012』[2]では，経口で，プレドニゾロン（1〜2mg/kg，最大60mg/日），デキサメタゾン（0.1mg/kg），静注もしくは点滴

静注で，ヒドロコルチゾン（5〜10mg/kg），プレドニゾロンまたはメチルプレドニゾロン（1〜2mg/kg）の投与が推奨されている。

β_2刺激薬

- 連続性の咳嗽，呼気性喘鳴，呼吸困難時に有効である。低酸素血症がある場合は，酸素も併用する。比較的即効性があり，1回吸入で改善がない場合は，15分ごとに繰り返し吸入可能である。時に嘔気や動悸，振戦などの副反応が出現することがある。

クロモグリク酸ナトリウム（DSCG）

- 食物アレルギーの関与する乳児アトピー性皮膚炎の治療として，食前に投与されることがあるが，効果は限定的であまり使用されない。即時型の食物アレルギーには無効である。

文献
1) 厚生労働科学研究班による食物アレルギーの診療の手引き2014.
2) 日本小児アレルギー学会食物アレルギー委員会：食物アレルギー診療ガイドライン2012. p.73-77, 協和企画, 2011.

山本幹太

原因食物別の注意点⑦
ソバ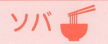

十分な安全対策をしたうえで負荷試験を施行

ソバは双子葉食物のタデ科に属し，果実は果皮，種皮，胚からなり，胚乳と胚を食用とする。食習慣のある国は主に日本と韓国，中国などであるが，最近では欧米でも健康食品としてピザやパスタに混ぜて使用されることも多く，"hidden allergen" として注目されている[1]。

わが国ではソバは6番目（4.6％）に多い原因食物である[2]。1990年代に横浜市の小学生92,680人を対象とした調査では，全体の0.22％がソバアレルギーを有していたことがわかった[3]。鶏卵，牛乳，小麦は年齢により耐性を獲得する割合が多いが，一般的にソバでは耐性を獲得する可能性は低いと考えられている。

ソバ抗原の蛋白は熱安定性であり，加熱調理後も抗原性は維持される。ラテックス，米，ケシの実との交差抗原性が指摘されているが[1,4]，実際の臨床においてソバで即時症状を呈する症例のうち，米摂取で即時症状を呈する症例はおらず，米の除去の必要はない。

ソバの感作経路としては経口だけでなく，経気道からの抗原の侵入でも症状が発現する。また，感作の成立としては持続的な経皮・経気道的な暴露が原因となると考えられているため，家族・親戚内のソバ屋やソバ粉を扱う業者の存在やソバ殻枕の使用の有無など，環境抗原の確認は必要である。

ソバアレルギーでは蕁麻疹などの皮膚症状が最も多く，呼吸器症状も高率に出現する。当科でのソバ負荷試験のまとめでは，陽性率は約10％であったが，重篤な誘発症状が多く，負荷試験を実施する際には注意が必要である[5]。一方，ソバ特異的IgE値陽性でも誘発症状なく摂取できる症例が多く存在した。したがって，検査陽性のみでソバの除去を指導されている症例では十分な安全対策をしたうえで負荷試験を施行し，誘発症状の有無を確認するとよい。

文献
1) Heffler E, et al: Allergy, 66(2): 264-270, 2011.
2) Akiyama H, et al: Adv Food Nutr Res, 62: 139-171, 2011.
3) Takahashi Y, et al: Arerugi, 47(1): 26-33, 1998.
4) Wieslander G, et al: Allergy, 56(8): 703-704, 2001.
5) 柳田紀之，他：アレルギー，62：1326，2013.

小川絢子

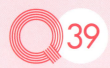

Q39 外食や海外旅行に行く際に注意すべきことは何ですか？

外食では使用している原材料が不明だったり，記載があっても混入している可能性があります。海外旅行では，食品表示に十分注意しましょう。

解説

- 外食や店頭販売の食品にアレルギー表示の義務はなく，使用している原材料が不明な場合や，記載があっても混入している可能性がある。また，海外は日本ほど表示制度が整っておらず，海外に行く際は注意が必要である。

外食・店頭販売の食品に関する注意事項

- わが国のアレルギー食品の特定原材料の表示義務は，容器包装された加工食品に限定されている。店頭での量り売りの加工食品や，その場で調理して提供されるレストランなどでの食事には表示の義務はない[1]。最近は，アレルギー表示を積極的に行っている店もあるが，加工食品のアレルギー表示と同等のレベルで管理されている保障はない。そのため，店頭販売の食品や外食に関しては，アレルギー児の保護者が店員に原材料を確認して判断する必要がある。特に，微量で症状が誘発される場合や重篤な症状の既往がある場合には，リスク管理上，自宅から食品を持参することが望ましい。
- ホテルやレストランによっては，事前の連絡により食物アレルギーの対応をしてくれる施設もあるので，利用前に連絡しておくとよい。

海外での注意事項

- 海外では，日本では禁止されている「アレルゲンが入っているかもしれない」などといった根拠のない可能性表示が認められている場合も多い。
- 2010年のアメリカにおける加工食品に含まれるアレルギー食品のコンタミネーションの研究では，明確にピーナッツが含まれているとは記載されていない食品（「含まれているかもしれない」「製造ラインに使用している」との表示）のうち，4.5％の食品にピーナッツ蛋白が含まれていたと報告されている[2]。このように，日本ほどは食品表示が徹底されていない場合も多く，海外では，食品を選ぶ際に，日本以上に十分な注意が必要である。

- 2012年に，アメリカでピーナッツアレルギーと診断された児を対象に，ピーナッツの誤食による症状が出現した頻度は，1年間に4.7％，重篤な症状出現の頻度は1.1％であったと報告された[3]。2015年のカナダの研究では，ピーナッツアレルギー患者の誤食率は，1年間に12％であったと報告された[4]。このように，誤食自体も決して少なくない頻度で起こる。このため，食物アレルギーの患者が海外へ行く際には，食品表示および誤食のリスクに関して十分に注意喚起する必要がある。

事前の準備

- 上記の対応で誤食を防ぐことが前提であるが，それでも予期せぬ要因により誤食は起こりうることを認識し，症状出現時の対応を習熟しておくことが重要である。
- 対症薬である抗ヒスタミン薬や気管支拡張薬，エピペン®などを患者の重症度に応じて処方し，適切なタイミングで使用できるように指導する必要がある。エピペンの航空機への持ち込みは事前に申請すれば許可されることが多く，各航空会社のウェブページを参照されたい。また，長期の滞在であれば，症状出現時に対応してくれる救急病院をあらかじめ探しておき，事前に紹介状を持参して受診しておくことが望ましい。

文献
1) 厚生労働科学研究班による食物アレルギーの診療の手引き2014.
2) Ford LS: J Allergy Clin Immunol, 126(2): 384-385, 2010.
3) Neuman-Sunshine DL, et al: Ann Allergy Asthma Immunol, 108(5): 326-331, 2012.
4) Cherkaoui S, et al: Clin Transl Allergy, 5: 16, 2015.

永倉顕一

part 2　診断と管理・治療

Q40 食物アレルギー児が飲むとアレルギーを起こす薬はありますか？

A 牛乳の場合は「タンニン酸アルブミン」「乳酸菌」「カゼイン」「乳糖」「リカルデント」，鶏卵の場合は「塩化リゾチーム」を含有する薬剤に注意しましょう。

解説

- 医薬品にもアレルゲンは含まれており，処方された医療用医薬品や患者自身が購入した一般用医薬品で症状を引き起こす可能性がある。また，アレルギー症状を誘発する抗原量は体調により変化する。食物アレルギーの患者に対して注意しなければならない医療用医薬品と一般用医薬品を**表1**に示す。

牛乳アレルギー

- 牛乳アレルギー患者では，乳蛋白質のカゼインを含有する製剤「タンニン酸アルブミン」「乳酸菌」「カゼイン」「乳糖」「リカルデント（CCP-ACP）」に注意が必要である。
- タンニン酸アルブミンはタンニン酸と乳清カゼインとの化合物であり，すべての牛乳アレルギー患者に対して投与禁忌である。乳酸菌は菌自体にアレルゲン性はないが，乳酸菌培養段階の培地にカゼインを含んでいる脱脂粉乳を使用する。タンニン酸アルブミンや乳酸菌製剤は急性胃腸炎の腸管の透過性が亢進している状況下で使用されるため，重篤なアナフィラキシーも起こりうる。
- 乳糖は賦形剤やドライパウダータイプ（DPI：dry powder inhaler）製剤の安定剤として汎用される。乳糖には微量の乳清蛋白質が残存し，過敏な牛乳アレルギー患者は症状を引き起こす可能性がある。食物アレルギー患者は気管支喘息を合併している頻度が高いことから，喘息の治療薬として長期間連日吸入しなければならないDPIが投与される場合がある。DPI製剤中の乳糖が経気道的に感作を増強することが報告されている[1)2)]。また，インフルエンザの治療薬としてDPI製剤が処方される場合もあるが，短期間の投与であり，経気道的感作を増強する危険性は低いと思われるが注意は必要である。
- リカルデント（CPP-ACP）は，カゼインの部分分解物であるカゼインホスホペプチド（CPP）を含有するため牛乳アレルギー患者は使用すべきではない。歯科で使用されるジーシーMIペーストは歯科医および患者自身が留意しなければな

表1　注意しなければならない医薬品

	含有成分	商品名／品目数	薬効分類
医療用医薬品：「禁忌」と明記されている薬剤			
鶏卵	塩化リゾチーム	ムコゾーム，リゾティア，リフラップ	酵素製剤
牛乳	タンニン酸アルブミン	タンナルビンなど	止瀉剤，整腸剤
	耐性乳酸菌	エンテロノン，コレポリー，ラックビーR散，耐性乳酸菌散10％「JG」	腸内細菌叢改善剤
	カゼイン	ミルマグ	制酸剤，緩下剤
		エマベリンL	高血圧・狭心症治療剤
		アミノレバンEN，エネーボ，エンシュア・H，エンシュア・リキッド，ラコールNF	経腸または経口栄養剤
ゼラチン	ゼラチン	エスクレ坐剤	鎮静・催眠剤
一般用医薬品 等：使用上の注意「してはいけないこと」に「服用しないこと」と明記されている薬剤			
鶏卵	塩化リゾチーム	177品目	感冒薬，鎮咳去痰薬，鼻炎用内服薬，口腔咽頭薬（トローチ剤），痔疾用薬，歯痛・歯槽膿漏薬，一般点眼薬など
牛乳	タンニン酸アルブミン	グアベリン錠，ストーゼ止瀉薬，ビオフェルミン止瀉薬，ピストップ，ベルランゼットS，大正下痢止め，新タントーゼA，新ビスノールカプセル	止瀉薬
	乳酸菌	アペテート整腸薬NA，イストロン整腸錠，ファスコン整腸錠，ラクティブプラス，新アペテート整腸薬，新笹岡整腸薬M	整腸薬
	（添加物に乳成分）	婦人華N，新プレコールトローチ，新ルルエーストローチ	口腔咽喉薬，婦人薬
	リカルデント（CPP-ACP）	ジーシーMIペースト	口腔ケア用塗布薬
		リカルデントガム	特定保健用食品

2016年3月現在

らない。また，リカルデントガムは市販され容易に購入することができるため，患者への注意喚起が必要と考える。

鶏卵アレルギー

- 鶏卵アレルギー患者は，卵白蛋白質の1つであるリゾチームを原料とした酵素製剤「塩化リゾチーム」に注意が必要である。
- 塩化リゾチームは医療用医薬品としては2016年3月に販売が中止されたが，かぜ薬や鎮咳去痰薬として一般用医薬品には未だ広く使用されている。患者自身やその家族が容易に購入できるため，鶏卵アレルギー患者が知らずに服用し，アレルギー症状を誘発する可能性は高い。リカルデント同様に患者への注意喚起が必要であり，購入の際は薬剤師や登録販売者に相談するように伝える。

ゼラチンアレルギー

- ゼラチンは，添加物もしくはカプセルの原材料として汎用されている。内服して問題がない場合でも，腸管粘膜からの吸収がよい坐薬として使用し症状を引き起こしたとの報告があり，エスクレ坐剤ではゼラチンアレルギー患者を投与禁忌の対象としている。

エピペン®と併用できない薬剤

- 食物アレルギー患者は，アナフィラキシーを引き起こしたときの補助治療剤としてエピペン®注射液0.3mg・0.15mg（アドレナリンを含有する注射針一体型の自己注射用製剤）を携行している場合がある。アナフィラキシー発現時の初期治療に有用な薬剤だが，交感神経のαおよびβ受容体に作用することから，ブチロフェノン系・フェノチアジン系等の抗精神病薬，α遮断薬，カテコールアミン製剤，アドレナリン作動薬を服用している患者には併用できない。
- 小児科領域では，ADHDなどの発達障害で投与されるリスペリドン（リスパダール）などが該当するため留意する。詳細はエピペン®の添付文書を参照されたい。

文献
1) Nowak-Wegrzyn A, et al: J Allergy Clin Immunol, 113(3): 558-560, 2004.
2) No authors listed: Child Health Alert, 23: 1-2, 2005.

杉崎千鶴子

原因食物別の注意点⑧

魚

電話調査による魚アレルギーの有病率はアメリカで0.4％，カナダで0.5％であり，大人が小児と比べ有意に頻度が高かったと報告されている。スペインやシンガポールなどの報告から魚の消費量が多い国ほど有病率は高いと推測されているが，わが国を含め正確な有病率は不明である。

魚の主要アレルゲンはパルブアルブミンであり，魚類の筋肉での含有量が高いことが知られている。パルブアルブミンは熱に対して安定であるため，魚を加熱しても抗原性の低下を認めない。また，魚種間で交差性を認め，複数の魚に対してアレルギー症状を認める患者がいることはこのことに起因していると考えられている。パルブアルブミン以外のアレルゲンとしてはコラーゲン，酵素などが報告されている。

アニサキスアレルギーやヒスタミン中毒に注意

魚の摂取によりアレルギー症状を認めた場合には，魚そのものによるアレルギーのほかに，アニサキスに対するアレルギーやヒスタミン中毒の可能性を考慮しておく必要性がある。

アニサキスアレルギーは魚類に寄生しているアニサキスの摂取によるアレルギー反応である。蕁麻疹や血管浮腫等の症状を認め，アナフィラキシーショックをきたすこともある。診断には血液検査による特異的IgE抗体価の測定，または消化管内視鏡検査で直接アニサキスの存在を確認することによって行う。

ヒスタミン中毒ではヒスタミンの過量摂取に伴いアレルギー様症状を呈する。ヒスチジンを筋肉内に多く含むサバなどの赤身魚を常温で放置した結果，魚に付着した菌の酵素によりヒスチジンからヒスタミンが生成され，その摂取により通常1時間以内に顔面紅潮，蕁麻疹，頭痛，嘔吐，腹痛，下痢などを認める。

確定診断においては，魚そのもののアレルギーが疑わしい場合にはその魚の特異的IgE抗体価の測定，アレルゲンエキスまたは魚そのものを使った皮膚テストを実施し，その魚への感作の有無を確認する。ただし，感作を認めていても摂取によりアレルギー症状を認めるとは限らず，診断がはっきりしない場合には食物経口負荷試験を行って診断する。

積極的に食物経口負荷試験を行う

魚アレルギーが診断された場合には原則的にはその魚を除去する。ただし，ほとんどの患者において魚の出汁は摂取可能で，一部においては缶詰の状態であれば摂取できる。一般的に魚アレルギーは寛解しにくいと考えられているが，乳幼児期の魚アレルギーは比較的早期に寛解するとの報告もある。摂取できる範囲の確認および耐性獲得の確認の目的で積極的に食物経口負荷試験を行うことが望ましい。

文献
1) Turner P, et al: Ann Allergy Asthma Immunol, 106(6): 494-501, 2011.
2) 大原由利，他：治療，94 (11)，2011.
3) Tsabouri S, et al: Pediatric Allergy Immunol, 23(7): 608-615, 2012.

西野 誠

part 3

患者への栄養・食事指導

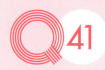

part 3　患者への栄養・食事指導

アレルギーの原因の食物は完全に除去したほうがよいのでしょうか？

A 原因食物でも，症状が誘発されない"食べられる範囲"で食べましょう。主治医が"食べられる範囲"についての判断が難しいときは，早めに専門医に紹介してもらいましょう。

- アレルギーの原因食物を完全除去とするか，"食べられる範囲"での摂取（部分解除）とするかについて考える前に，アレルギーの原因とされている食物が正しい診断に基づいているかどうかの確認が必要である。兄弟の食物アレルギーや湿疹の既往といった"念のため""心配だから"を理由に行われている食物除去は，完全解除にできる可能性が高いからである[1]。原因食物の診断については**Q21**を参照されたい。
- **表1**に，"食べられる範囲"での摂取と完全除去の長所と短所を示す。

"食べられる範囲"での摂取を行う意義

- "食べられる範囲"での摂取を行うことによって，①食べられるメニューが広がる，②同じものを摂取しても誘発される症状が軽くなる（脱感作），③原因食物の耐性獲得が促進される効果が期待できる。
- 食べられるメニューが広がる効果は，すぐに実感できる。牛乳アレルギーの乳糖，小麦や大豆アレルギーの調味料，魚アレルギーの出汁など，原因食物であっても

表1　"食べられる範囲"での摂取（部分解除）と完全除去の比較

	"食べられる範囲"での摂取	完全除去
長所	①食べられるメニューが多くなる ②誘発症状の軽減 ③耐性獲得の促進	①多くの施設で対応が可能 ②除去すべきメニューの把握が容易（特に保育園，幼稚園や学校で対応しやすい） ③児の体調を考慮する必要がない
短所	①"食べられる範囲"を判断できる施設は限られる ②原材料に含まれているかだけでなく，"食べられる範囲"であるかの確認が必要となる（特に保育園，幼稚園や学校では，煩雑となる） ③"食べられる範囲"の摂取であっても，体調不良時に症状を誘発するかもしれない	①除去しなければならないメニューが多くなる ②自然に耐性獲得することを待つ ③耐性獲得が遅くなる可能性

安全に食べられるのであれば,摂取を許可することによって生活の質が改善する。
- 経口免疫療法（Q34）による原因食物の摂取によって,脱感作や耐性獲得が促進されることが知られている[2]。"食べられる範囲"の摂取によっても同様の効果が得られることが期待される[3]。
- 原因食物を完全に除去したほうが,誘発症状が起こりづらく安全であると考えるかもしれない。しかし,食物アレルギーの誤食は1年間に10～40％程度起こるという報告もあり[4],完全除去が必ずしも安全であるとは限らない。むしろ,"食べられる範囲"の摂取によって脱感作や耐性獲得を促進することのほうが,誤食のリスクを減らす可能性がある。

完全除去が望まれる環境

- 完全除去であれば,メニューに原因食物が入っているかどうかを判断するだけでよい。一方,"食べられる範囲"の摂取を行う場合は,原因食物が"食べられる範囲"であるかどうかの判断も行わなければならない。
- "食べられる範囲"での摂取は,家庭のように少人数の環境であれば対応しやすいが,保育園,幼稚園や学校では対応が困難である。さらに,家庭以外では,さまざまな理由で食物アレルギー児の食事の監督者が変わる可能性がある。このため,家庭以外では"食べられる範囲"の摂取よりも完全除去を行うことが望ましい。

"食べられる範囲"での摂取の実際

- "食べられる範囲"で摂取するためには,原因食物の陰性閾値が正確に判断される必要がある。陰性閾値を判断するためには,安全に食べられた量に関する病歴や摂取量を段階的に設定したSTEP別の食物経口負荷試験（OFC）が有用である（Q26参照）。その病歴は必ずしも聴取できるわけではないため,自施設でOFCを行っていないと,原因食物の陰性閾値を正確に判断することは難しい。このような場合,早期にOFCを行っている施設に紹介することが望ましい。
- "食べられる範囲"で摂取する際に注意しなければならないことがある。陰性閾値は,感染症,NSAIDsの使用,運動,ストレス,疲労,月経などによって,低下しえることが知られている[5]。このような要因があるときは摂取量の減量や中止を行うように,あらかじめ指導しておかなければならない。

文献
1) 厚生労働科学研究班による食物アレルギーの診療の手引き2014.
2) Sato S, et al: Int Arch Allergy Immunol, 164(1): 1-9, 2014.
3) Okada Y, et al: Allergol int, 64(3): 272-276, 2015.
4) Cherkaoui S, et al: Clin Transl Allergy, 5: 16, 2015.
5) Muraro A, et al: Allergy, 69(8): 1008-1025, 2014.

岡田 悠

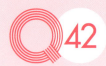

part 3　患者への栄養・食事指導

Q42 食物除去を行うと成長発育に影響がありませんか？

不適切な食物除去を行うと成長発育に悪影響を与えることがありますが，適切に栄養指導を行い，不足する栄養素を代替食品で補うことで，成長発育への障害を回避できます。

解説

- 食物アレルギーの診療では，新生児・乳児消化管アレルギー，食物アレルギーが関与する乳児アトピー性皮膚炎や即時型などさまざまな病型において，新生児期，乳児期から食物除去を必要とすることがある。小児の成長発育において新生児期から乳幼児期が非常に重要な時期であることはいうまでもなく，血液検査の結果のみによる一律の食物の除去やアトピービジネスによる皮膚の状態の悪化などは，成長発育に悪影響を及ぼす。

体重増加不良・運動発達遅延

- 新生児乳児消化管アレルギーにおいて，適切な診断がなされずに食物除去が不十分であると，難治性の下痢や嘔吐，体重増加不良をきたす。
- 乳児アトピー性皮膚炎において，スキンケアやステロイド剤を中心とした外用療法の指導が適切に行われないと，重症化した湿疹からの蛋白漏出などの要因により，体重増加不良をきたすことがある。さらに，アトピー性皮膚炎が重症化した場合，皮膚バリア機能の障害や低蛋白血症による易感染性，肝機能障害，低ナトリウム血症や高カリウム血症などの電解質異常を伴うことが知られており，敗血症や播種性血管内凝固症候群，不整脈など生命に危機を及ぼすことがある。
- 即時型を含めすべての食物アレルギーにおいて，食物経口負荷試験を行うことなく過剰な食物除去を行うと，栄養素の摂取量が不足し，体重増加不良をきたす。
- これらの結果，食物アレルギーの児に運動発達遅延を引き起こすことがある[1]。

ビタミンD欠乏性くる病

- 多種類の魚類に感作があり魚類すべてを完全除去すると，ビタミンDの摂取量の不足が起こる。これによりビタミンD欠乏性くる病をきたしたという報告は多い[1]。
- また，牛乳の完全除去もビタミンD欠乏性くる病の発症を促すとされる[1]。

表1　カルシウムを多く含む食品とその目安（カルシウム100mgの目安）

アレルギー用ミルク	コップ1杯	180mL	切干大根煮物	小鉢1/2皿	19g
調整豆乳	コップ2杯弱	320mL	干しずいき（ゆで）	小茶碗1杯	75g
豆腐（木綿）	1/4丁	80g	さつまいも（蒸し）	中1本	100g
しらす干し	2/3カップ	50g	小松菜（ゆで）	2株	70g
さくらえび（素干し）	大さじ1-2杯	5g	（参考）普通牛乳	コップ1/2杯	90mL
ひじき煮物	小鉢1皿	29g			

文献5）より引用

低身長

- くる病以外でも食物アレルギーと低身長との関連を示唆する報告がある。牛乳アレルギーにより牛乳を完全除去するとカルシウムの摂取量が不足しやすい[2]。
- 3歳過ぎまで乳製品の除去を行っていた牛乳アレルギーの児では，牛乳アレルギーを有さない児より就学以降の身長が低いと報告されている[3]。

成長発育への悪影響を避けるために

- 上述の成長発育への障害は，適切な診断と栄養食事指導を行うことによって回避することが可能である。
- 部分除去を指示する場合，どれくらいの量は摂取できるのか，その量ではどんな加工品を摂取できるのか，詳しく指導する必要がある。また，完全除去を指示する場合，食物除去により不足する可能性が高い栄養素をどのように代替する食品で補うか，詳しく指導する必要がある[4]。
- 魚アレルギーの児で，ビタミンD欠乏のおそれがある場合，ビタミンDを多く含むきのこ類や卵黄などで補うようにする。また，牛乳アレルゲン除去ミルクはビタミンDも含んでおり，乳幼児においてはこれを調理へ活用することも有用である[4]。
- 牛乳は非常に優秀なカルシウムの摂取源であるため，牛乳アレルギーの児では特にカルシウムの代替食品による補充が必要である[2]。牛乳アレルゲン除去ミルクやカルシウムを多く含む代替食品（表1）を用いて補うように指導する[4]。
- また，すでに成長発育への障害が出現した後でも，適切に食物除去の解除を行うことで，改善できる可能性がある。牛乳アレルギーの児において，食物経口負荷試験を行い牛乳の除去を解除すると，身長の伸びが改善することも報告されている[5]。

文献
1) 森川みき，他：小児内科，41（9）：1307-1310，2009．
2) 池田有希子，他：日本小児アレルギー学会誌，20（1）：119-126，2006．
3) Mukaida K, et al: Allergol Int, 59(4): 369-374, 2010.
4) 厚生労働科学研究班による食物アレルギーの診療の手引き2014．
5) Yanagida N, et al: Int Arch Allergy Immunol, 168(1): 56-60, 2015.

江村重仁

part 3 患者への栄養・食事指導

Q43 食品のアレルギー表示の決まりや用語について教えてください。

A 鶏卵などの7品目は容器包装されていれば表示義務がありますが，これ以外には表示義務はありません。また，容器包装されていない食品には7品目であっても表示義務はありません。

解説

- 必ず表示される7品目（特定原材料）と表示が勧められている20品目（特定原材料に準ずるもの）がある。容器包装されている食品への原材料表示，容器包装されていない食品への原材料表示，紛らわしい表示用語について解説する。

容器包装されている食品への原材料表示

- 卵，牛乳，小麦，落花生，エビ，そば，カニの7品目は特定原材料として，容器包装されている加工食品への表示の義務がある。
- 20品目は特定原材料に準ずるものとして加工食品への表示が勧められているが，表示の義務はない（表1）。
- 特定原材料7品目の食物アレルギーの場合には，加工食品の原材料表示欄を見て食べてよいかの判断ができるが，この他の食物アレルギーの場合には，加工食品の原材料表示欄を見ただけでは食べてよいかの判断ができない。たとえば，ある加工食品の原材料表示欄に「大豆」が表示されていない場合でも，大豆が原材料として利用されていないと判断することはできないため，大豆が含まれているかを食品製造会社に問い合わせる必要がある。
- 特定原材料7品目は，代替表記と特定加工食品として別の用語で表示されることがある（表2）。ただし，2020年からは特定加工食品は廃止される。
- 「本品製造工場では卵を含む製品を生産しています」などの表記を注意喚起表示という。できあがった加工食品に特定原材料が数ppm（数μg/g）以上含まれていればその表示義務があるが，食品製造工場内で起こりうる意図しない特定原材料のわずかな混入への配慮から注意喚起表示がされることがある。しかし，この表示があっても原材料表示欄に「卵」などの表示がなければ鶏卵アレルギーであってもその食品を基本的に食べることができる。

表1　加工食品のアレルギー表示義務の有無

必ず表示される7品目（特定原材料）	卵，乳，小麦，落花生，エビ，ソバ，カニ
表示が勧められている20品目（特定原材料に準ずるもの）	いくら，キウイフルーツ，くるみ，大豆，バナナ，ヤマイモ，カシューナッツ，モモ，ゴマ，サバ，サケ，イカ，鶏肉，リンゴ，まつたけ，アワビ，オレンジ，牛肉，ゼラチン，豚肉

表2　代替表記と特定加工食品

	代替表記 表示されるアレルギー物質には，別の書き方も認められている	特定加工食品 一般に，名称からアレルギー物質が含まれていることが明白なときには，アレルギー物質名表記をしなくてもよいことになっている
卵	たまご，鶏卵，あひる卵，うずら卵，タマゴ，玉子，エッグ	マヨネーズ，カニ玉，親子丼，オムレツ，目玉焼，オムライス
乳	生乳，牛乳，特別牛乳，成分調整牛乳，低脂肪乳，無脂肪牛乳，加工乳，クリーム（乳製品），バター，バターオイル，チーズ，濃縮ホエイ（乳製品）アイスクリーム類，濃縮乳，脱脂濃縮乳，無糖れん乳，無糖脱脂れん乳，加糖れん乳，加糖脱脂れん乳，全粉乳，脱脂粉乳，クリームパウダー（乳製品），ホエイパウダー（乳製品），タンパク質濃縮ホエイパウダー（乳製品），バターミルクパウダー，加糖粉乳，調整粉乳，はっ酵乳，乳酸菌飲料，乳飲料	生クリーム，ヨーグルト，ミルク，ラクトアイス，アイスミルク，乳糖
小麦	こむぎ，コムギ	パン，うどん
落花生	ピーナッツ	
エビ	海老，えび	
ソバ	そば	
カニ	蟹，かに	

表3　紛らわしい表示用語

アレルギー	除去する必要のないもの
鶏卵	卵殻カルシウム
牛乳	乳酸菌，乳酸カルシウム，乳酸ナトリウム，乳化剤，カカオバター
小麦	麦芽糖

容器包装されていない食品への原材料表示

- 店頭で量り売りされる惣菜，パン，注文を受けてから作られるお弁当，飲食店の料理には原材料表示の義務はない。したがって，店員に正確な原材料や調理工程でのアレルゲンのコンタミネーションの可能性の有無を確認してから利用する。重篤な食物アレルギー児の外食は慎重に考える。

紛らわしい表示用語

- 原材料の表示用語のなかには，紛らわしいが実際には食べられる（除去する必要のない）ものがある（表3）。これらを食べることができれば選択できる食品は増え，患者のQOL（生活の質）は上がる。

文献
1）消費者庁：加工食品に含まれるアレルギーの表示（平成26年3月改訂）．
2）厚生労働科学研究班による食物アレルギーの栄養指導の手引き2011．

林　典子

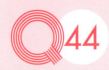

Q44 食物アレルギー児では離乳食の開始や進行は遅らせたほうがよいでしょうか？

食物アレルギーの有無にかかわらず，離乳食の開始や進行を遅らせる必要はありません。『授乳・離乳の支援ガイド』に基づいて医師の指導のもとで離乳食を進めていきましょう。

解説

- 現時点で離乳食の開始・進行を遅らせることに食物アレルギーの発症予防効果はないため，食物アレルギーの有無にかかわらず，離乳食は生後5〜6カ月頃で開始し，除去を指示された食物以外の食材を徐々に進めていくことが適切である。特定の食物を除去するだけでも保護者の負担が大きいため，必要最小限の食物を除去し，できるだけ生活の質が下がらないようにすることが望ましい。

乳児期発症の食物アレルギーと離乳食

- 食物アレルギー児のほとんどが乳児期（0歳時）に診断を受けており，乳児の約10人に1人という割合で食物アレルギーと診断され，その多くは食物アレルギーの関与する乳児アトピー性皮膚炎として発症している（**Q9**参照）。しかし，乳児期の湿疹のすべてがこの病型とは限らないため，まずは湿疹に対してスキンケアと外用指導をしっかり行うべきである。適切な指導がされぬまま慢性に経過する湿疹に対して"とりあえず""念のために"離乳食の開始や進行を遅らせることは行うべきではない。
- 離乳食は保護者にとって，「新しいものを食べることができた」「作ったものをおいしく食べてくれた」とお子さんと一緒に喜び，楽しみを感じるものである。食物アレルギーをもつ児の保護者にもその喜びを感じてもらえるように，医師そして栄養士をはじめとしたコメディカルの支援は不可欠である。
- また，乳児期に発症した食物アレルギーに関して「一生治らないのではないか」と保護者が心配していることも多く，一般的に3歳までに50％，6歳までに80〜90％が食べられるようになることや，食物経口負荷試験で治っているかを定期的に確認していくという今後の見通しを保護者に伝えることも重要である。
- 食物アレルギーがあることを理由に離乳食の開始や進行を遅らせる必要はなく，蛋白質の摂取も通常通り進めていくことが望ましい。『授乳・離乳の支援ガイド2007』の「離乳食の進め方の目安」（**図1**）に基づき，7〜8カ月頃から豆腐，肉，魚などの蛋白質も進めていき，食事回数を増やしながら除去を指示されている食

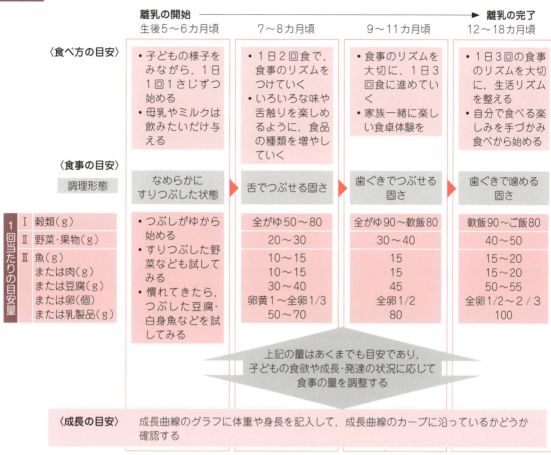

図1　離乳食の進め方の目安

文献1）より引用

物以外の食材で種類や量を増やしていく。

- このように，食物アレルギーと診断されている児でも医師から除去を指示されている食物以外は進めていくことが可能であり，保護者の不安や自己判断により，闇雲に食物を除去することは栄養不足につながる可能性もあり推奨されない。

離乳食を進めていくときの注意点

- 食物アレルギーの疑いがある場合や食物アレルギーの関与する乳児アトピー性皮膚炎と診断されている場合で，皮膚の状態がよくない（湿疹が悪化している）場合には専門の医師の指導を受け，皮膚の治療を行ったうえで離乳食を開始することが望ましい。皮膚状態が改善されていない状態で離乳食を開始すると，食べたものが原因で食物アレルギーによる皮膚症状が出たかの判断がつきにくいためである。ただし，通常は皮膚の状態が悪いからといって2カ月以上離乳食の開始が遅れることはない。

文献
1) 厚生労働省：授乳・離乳の支援ガイド．2007．
2) 厚生労働科学研究班による食物アレルギーの診療の手引き2014．
3) 林典子：臨床栄養，126（2）：167-171，2015．
4) 池松かおり：アレルギー，55：533-541，2006．

竹井真理

part 3　患者への栄養・食事指導

Q45　醤油や味噌，油などの調味料は使用することができますか？

A 小麦アレルギーでも原材料に小麦と記載されている醤油を利用することができます。大豆アレルギーでも，ほとんどの場合が大豆から作られている醤油，味噌，大豆油は利用できます。

解説

- 原因食物を完全除去しなければならない場合であっても，調味料などが利用できると食生活の不自由度は軽減される。調味料などの利用について解説する。

除去の必要がない調味料など

- 表1に，基本的に除去の必要がない調味料などを示す。
- **鶏卵アレルギー**：卵殻カルシウムは卵の殻を焼成して得られた添加物であるが，鶏卵のアレルゲン（蛋白質）は含まれていないため，鶏卵アレルギーの場合に卵殻カルシウムを除去する必要はない。卵殻カルシウムは，麺類，肉加工品，菓子類などに利用されている。
- **牛乳アレルギー**：一般的に食品や医薬品に含まれる乳糖は1g（牛乳換算0.5μL）以下であることが多い。当院での乳糖3gの経口負荷試験結果では，陽性率5％でその誘発症状は嘔吐や局所の蕁麻疹と比較的軽症であった。通常は牛乳アレルギーであっても乳糖を除去する必要はないが，重篤な牛乳アレルギー児には乳糖含有食品などを用いて食物経口負荷試験を行って乳糖の摂取可否を判断する。乳糖はコンソメの素や菓子などの原材料として利用されているため，乳糖摂取可能とすれば利用できる味付け（だしなど）や食品の範囲が広がる。
- **小麦アレルギー**：醤油の原材料には小麦が利用されていることが一般的であるが，醤油の製造工程で小麦のアレルゲン（蛋白質）は変性し，アレルゲン性（アレルギーを起こす力）が失われているため，小麦アレルギーの場合に醤油を除去する必要はない。したがって，醤油を利用して作られるだし醤油，すきやきのたれ，ポン酢醤油などの調味料も醤油以外の小麦が原材料として添加されていなければ利用可能である。穀物酢のなかで小麦を原材料としているものがあるが，酢に含まれる小麦のアレルゲン（蛋白質）は非常に少ないため（0～0.1g/100g），穀物酢を利用できることが多い。小麦アレルギーの場合，大麦やライ麦など他の麦類を除去する必要は基本的にない。大麦から作られる麦茶は除去の必要はないことが多い。大麦ご

表1　基本的に除去の必要がない調味料など

アレルギー	基本的に食べることができる
鶏卵	卵殻カルシウム
牛乳	乳糖（牛乳の蛋白質含有量が非常に少ない）
小麦	醤油，酢，麦茶
大豆	大豆油，醤油，味噌
ゴマ	ゴマ油
魚	かつおだし，いりこだし
肉類	エキス

はんは集団給食で提供されることがあるため，必要に応じて大麦の食物経口負荷試験にて摂取可否を判断する。

- **大豆アレルギー**：精製された大豆油には大豆のアレルゲン（蛋白質）が含まれないため大豆油を除去する必要はない。醤油や味噌は発酵過程で大豆のアレルゲン（蛋白質）が変性しているため，基本的に醤油や味噌を除去する必要はない。
- **ゴマアレルギー**：精製されたゴマ油にはゴマのアレルゲン（蛋白質）が含まれないため，ゴマを除去する必要はないことが多い。重篤なゴマアレルギーの場合には，ゴマ油の食物経口負荷試験を行って確認する。
- **魚アレルギー**：かつおだしやいりこだしには魚のアレルゲン（蛋白質）はほとんど含まれていないため，だしを除去する必要はないことが多い。
- **肉アレルギー**：肉のアレルギーはそもそも稀であるが，肉アレルギーであっても肉エキスは除去する必要がないことが多い。

注意事項

- アレルゲンを極微量摂取して重篤な症状がでる場合でも，前述した調味料などの摂取は可能なことが多いため，積極的に症状の有無を食物経口負荷試験などで確認することが大切である。

集団給食での対応

- 保育所や学校での集団給食のアレルギー対応では，完全除去か解除かの対応が基本となるが（Q42），完全除去対応の場合であっても表1のように基本的に自宅で食べることができることを確認できている調味料などについては提供する方針となっている。

文献
1) 厚生労働科学研究班による食物アレルギーの診療の手引き2014.
2) 海老澤元宏，他：アレルギー，54（5）：471-477，2005.
3) 古林万木夫，他：日本小児アレルギー学会誌，21（1）：96-101，2007.
4) 竹井真理，他：日本小児アレルギー学会誌，29（5）：649-654，2015.
5) 女子栄養大学出版部：食品成分表2015 資料編.
6) 文部科学省：学校給食における食物アレルギー対応指針．2015.
7) 厚生労働省：保育所におけるアレルギー対応ガイドライン．2011.

林　典子

part 3 患者への栄養・食事指導

Q46 原因食物は加熱をするとアレルゲン性が弱くなるのでしょうか？

A 必ずしも加熱によりアレルゲン性が弱くなるわけではありませんが，鶏卵や果物・野菜などでは加熱により症状が出にくくなることがわかっています。

解説

- 食物アレルゲン（p.15コラム参照）は蛋白質で構成されているため，加熱や酸処理により立体構造が変化したり，消化酵素によりアミノ酸が切断される。このような変化により特異的IgE抗体が結合しにくくなり，アレルギー反応が減弱する[1]。ただし一部のアレルゲンではアレルギー反応が増強することもわかっている。
- 特異的IgE抗体の結合部位（エピトープ）が加熱による変化を受けにくい部位に存在している場合にはアレルギー反応は減弱しない。また，アレルギー反応にはアレルゲンの含有量やホスト側の要因も影響する。

鶏卵アレルゲン

- 鶏卵の主要アレルゲンは卵白に存在する。卵白の主要アレルゲンを**表1**に示す。このなかでオボムコイドは加熱や酵素消化に耐性であるためアレルゲン性は低下しにくい[2]。一方で，オボアルブミンは加熱により変性しやすいため，アレルゲン性は低下しやすい。このような違いがあるため，加熱卵に対する耐性獲得の診断にはオボムコイド特異的IgE抗体価のほうが有用である[3]。
- しかし，加熱による低アレルゲン化の程度は調理方法によりさまざまであるようだ。実際の診療では，固ゆで卵1個を症状なく摂取できる患者が，スクランブルエッグや厚焼き卵・かきたま汁の摂取で症状が誘発されることもある。また，同じスクランブルエッグでも加熱時間や火力により症状が出たり出なかったりすることもある。

その他のアレルゲン

- 果物アレルゲンの多くは花粉抗原と交差抗原性を持つ。主なアレルゲンは汎アレルゲンといい，PR-10（pathogenesis related protein-10），プロフィリン，LTP（lipid transfer protein）の3種類がある。これらは口腔アレルギー症候群に関与することが明らかになっている。

表1 卵白アレルゲン

蛋白質	アレルゲン名	含有量(%)	分子量(kDa)
オボムコイド	Gal d 1	11	28
オボアルブミン	Gal d 2	54	45
オボトランスフェリン	Gal d 3	12	77
リゾチーム	Gal d 4	3-4	14.5

図1 アレルゲンコンポーネントの特徴と誘発症状の関係

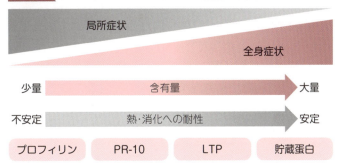

- 一般的にPR-10は熱に弱く，加熱により低アレルゲン化されやすいが，LTPは加熱耐性がある。例えばリンゴでは，主要なアレルゲンはMal d 1，Mal d 3である。Mal d 1はPR-10に属し，Mal d 1に感作されると咽頭違和感などの粘膜症状を起こしやすい[4]。たとえば，リンゴアレルゲンのPR-10蛋白質であるMal d 1へ主に感作している患者では，生のリンゴを摂取した際には，口腔内の瘙痒感，痛みが出現するが，十分に加熱したリンゴやジャムでは症状が出現しない，といったことが起こりうる。
- ピーナッツやナッツ類も汎アレルゲンを含んでいる。ただし，これらの食物のアレルゲンには貯蔵蛋白質が多く含まれ，加熱による変性を受けにくいため低アレルゲン化は容易にできない（図1）。

文献
1) 日本小児アレルギー学会食物アレルギー委員会：食物アレルギー診療ガイドライン2012．協和企画，2011．
2) Urisu A, et al: J Allergy Clin Immunol, 100(2): 171-176, 1997.
3) Ando H, et al: J Allergy Clin Immunol, 122(3): 583-588, 2008.
4) Fernández-Rivas M, et al: J Allergy Clin Immunol, 118(2): 481-488, 2006.

佐藤さくら

part 3 患者への栄養・食事指導

Q47 家族と同じ油や煮汁などで調理してもよいでしょうか？

A 完全除去の指示を受けている場合は症状が出る可能性がありますが，ほとんどの場合は，微量のアレルゲンを摂取できるので，家族と同じ油や煮汁などで調理可能です。

解説

- 食物アレルギーがあっても，家族の食べる食事と同じ調理工程で作ることができると調理の負担は軽減される。食物経口負荷試験の結果により，どの程度の量のアレルゲンの摂取が可能であるかを患者に指導をし，揚げ油や煮汁などを共用してもよいかを伝える。
- 調理法によっては，油や煮汁にアレルゲンが多く残るもの，ほとんど残らないものがあるため，どのような調理法の場合には摂取可能であるのかを説明する。

家族との共有方法

- **揚げ油**：調理後の揚げ油に残留しているアレルゲン（蛋白質）の量は調理法によって異なる。たとえば，トンカツを揚げた後の油には，衣についている小麦，卵などのアレルゲンが残っていると考えられる。鶏卵や小麦を微量でも摂取すると症状が出るような場合は，トンカツを揚げた油を使用して調理されたものを摂取すると症状が出ることがある。このような場合には，揚げ油を家族と共有することは難しい。一方，エビフライを揚げた油には，鶏卵や小麦のアレルゲンは残っていても，エビのアレルゲンはそれほど多く残っていないと考えられる。鶏卵や小麦のアレルギーであっても，ある程度の量が摂取可能である場合には，家族と同じ揚げ油で調理することは問題ない。
- **煮汁**：煮汁へのアレルゲン（蛋白質）の残留も調理法によって異なる。鶏卵アレルギーの場合に，「おでんのなかの鶏卵以外の食材（厚揚げ，だいこん，じゃがいもなど）を食べても問題ないか？」と質問されることがある。おでんの食材に，ゆで卵やはんぺんなどの鶏卵を使用した練り製品が入っている場合には，おでんの煮汁にも鶏卵のアレルゲン（蛋白質）が含まれていることになる。鶏卵アレルギーの重症度によって煮汁程度の摂取は問題ないとされるのか，煮汁程度であっても完全に除去することになるのかを食物経口負荷試験の結果により判断する。
- **茹で汁**：そばを茹でた後の茹で汁にはそばのアレルゲン（蛋白質）が残っているため，

この茹で汁を使って茹でたうどんをそばアレルギーの人が食べると症状が出ることがある。そこで，そばの完全除去の場合には，うどんなどを茹でるときには新しいお湯を使う必要がある。
- **外食**：微量のアレルゲンの摂取でも重篤な症状が出る場合は，外食をする際に，油や茹で汁などを共用して調理をしていないかの確認をする必要がある。

集団給食での対応

- 文部科学省による「学校給食における食物アレルギー対応指針」に示されているが，極微量のアレルゲンの摂取で症状が誘発される可能性のある児で，「食器や調理器具の共用ができない」「油の共用ができない」といった申告がある場合は重症児と判断され，安全面への配慮から集団給食の提供が難しく，弁当対応となることがある。
- 給食で揚げ油を共用できるかの確認を食物経口負荷試験結果などから判断して患者に指示する。
- 保育所や学校の対応方針によっては，揚げ油の共用が不可能な児であっても弁当対応とせずに給食提供が行われる場合があるが，その場合には，アレルゲンのコンタミネーション防止の具体的な対策がとられているか，患者から保育所や学校に確認をする。安全面に問題がある場合には給食対応を無理に望まないようにする。
- 集団給食での対応は，保育所や学校，それぞれの施設の調理場の広さや構造，調理に携わる人の数，食物アレルギー児の数などによって，安全面に配慮された具体的な対応が考慮されるため，一律に対応方法が決められているわけではない（**Q56**参照）。

文献
1) 厚生労働科学研究班による食物アレルギーの診療の手引き2014．
2) 文部科学省：学校給食における食物アレルギー対応指針．2015．

林 典子

part 3　患者への栄養・食事指導

Q48 調理器具や食器は家族と別のものを使用しなければいけないでしょうか？

A 調理器具や食器の洗浄をていねいに行えば，家族と共用しても問題ありません。微量でも症状が出る重篤な場合には，患者専用のものを用意すると安心です。

解説

- 調理器具や食器の洗浄が不十分な場合，原因食物が付着した状態となり，誤食の原因となりかねないため注意が必要である。患児専用の食器や鍋等を用意することが最も安全ではあるが，洗剤とスポンジを使用してていねいな洗浄，すすぎを行えば，家族と共用しても問題ない。
- また，洗浄後の調理器具や食器の保管場所は決めておき，原因食物の混入がないように管理する。
- 原因食物の混入による誤食事故は，自宅のほか，祖父母や友人宅，園や学校，外食時等，さまざまな場面で起こりえるが，患児にとって最も身近な家庭内での原因食物混入や，誤食のリスクを減らすための工夫点を以下に記載した。

調理の際の工夫点

- 食物アレルギーに配慮した患児専用の料理を作る場合は，患児のものを先に作るようにすると，調理器具を洗う手間を省くことができる。
- 調理をする人はエプロンを着用する。原因食物を扱った際の調理後は，エプロンをはずし，手を洗い，原因食物と患児の接触を防ぐ。
- 原因食物を使用した調理をする場合は，患児を台所に入れない。
- 原因食物が付着したもの（卵の殻，牛乳パック，チーズの包装等）をごみ箱に捨てる場合は，患児の手の届かない場所に捨てる。
- 調理後は，調理台，コンロ，流し，洗浄用スポンジ等に食べ物が残らないよう清掃を徹底する。

食事の際の工夫点

- 家族で食卓を囲む際は，患児が原因食物を含む料理に手を出さないよう配慮し，料理の取り違えが起こらないよう注意する。
- 原因食物に触れた家族の箸やスプーンで患児に食べさせない。

- 食卓には，原因食物を含む調味料を置かない。また，食卓や床に食べこぼしたかすが散らからないよう注意する（ハイハイをする患児がいる場合は，特に注意する）。
- 食事が終わったら食器や調理器具は速やかに片づける。また，原因食物を拭き取った台布巾は，そのつど洗い，患児が触れないようにする。

齊藤彩子　土屋仁美

part 3　患者への栄養・食事指導

Q49 具体的な除去食のメニューを教えてください。

A 原因食物の除去により栄養が偏らないよう代替の食品を利用し，バランスのよい食事を心がけましょう。鶏卵，牛乳，小麦除去の場合の3日間の献立例を参考にしてください。

解説

- 栄養素を過不足なくバランスよく摂取するためには，毎食，主食・主菜・副菜を組み合わせて食事をすることが大切である。主要抗原である鶏卵，牛乳，小麦を除去する場合の食事のポイントを記載した（具体的なメニューは**巻末資料**参照）。
- また，鶏卵，牛乳，小麦を含まないマヨネーズ，和・洋・中各種顆粒だし，肉加工品（ハム，ウインナーなど），カレーやシチューのルウ，ベビーフード等が市販されているので，患者の除去食物に応じて紹介する。

鶏卵を除去する場合のポイント

- **栄養素の補い方**：鶏卵は蛋白質を多く含む食品であるため，主菜の代替として肉，魚，大豆製品，乳製品を利用する。
- **調理の工夫**：ハンバーグ等のつなぎには片栗粉，すりおろした芋類（ジャガイモ，長イモ等），レンコン等を代用する。揚げ物の衣には，水で溶いた小麦粉や片栗粉を代用する。菓子類等をふっくら仕上げるためには，重曹やベーキングパウダーを代用する。

牛乳を除去する場合のポイント

- **栄養素の補い方**：牛乳および乳製品はカルシウムを多く含む食品であるため，大豆製品，小魚，青菜，ゴマ，ひじき等カルシウムを多く含む食品を積極的に利用する。
- **調理の工夫**：シチューやグラタン等のホワイトソースには豆乳を，生クリームの代わりには豆乳のホイップクリームやココナッツミルクを代用する。

小麦を除去する場合のポイント

- **栄養素の補い方**：主食となるパンや麺は小麦粉を使用した食品であるため，代替として米（ご飯），米や雑穀を原料としたパンや麺を利用する。

■**調理の工夫**：パンやケーキ等の生地には米粉や雑穀粉を代用する．揚げ物の衣，カレーやシチューのルウには米粉，雑穀粉，片栗粉を代用する．

齊藤彩子　土屋仁美

part 4

症状出現時の対応

part 4 症状出現時の対応

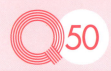

症状の重症度について教えてください。

①治療の必要がない軽症，②治療を行う中等症，③エピペン®を使用すべき重症，の3つに分けられます。複数の症状が出た場合の重症度は，最も重い臓器の症状で判断します。

解説

- 『食物アレルギーハンドブック2014』[1)]に記載の患者，家族向けの症状の重症度評価と対処法を**表1**に示す。これはアナフィラキシーガイドライン[2)]の医師向けの重症度評価とほぼ同様であるが，家族向けに平易な言葉を用いている。複数の症状が出た場合は，重症度は最も重症の臓器症状で判断する。たとえば，軽症の皮膚症状と中等症の呼吸器症状が出た場合は中等症に，軽症の皮膚症状と中等症の消化器症状と重症の循環器症状が出た場合は重症になる。

重症度

- 「軽症」の場合，原則として治療は不要であるが，症状が長引く場合に抗ヒスタミン薬を用いる。「中等症」の場合，原則として抗ヒスタミン薬を使用する。事前の処方があれば，気管支拡張薬の吸入やステロイドの内服を行う。
- 中等症では原則としてエピペン®は必要ないが，気管支拡張薬の吸入後も呼吸器の症状が改善しない場合や重症の症状と見分けがつかない場合は，「重症」に準じてエピペン®の注射を行う。
- 「重症」の場合，原則として他の治療よりもエピペン®の筋肉注射を優先して行い，その後，抗ヒスタミン薬やステロイド薬（処方されている場合）を内服する。重症の症状は日本小児アレルギー学会のアナフィラキシー対応ワーキンググループが決定，公表した「一般向けエピペン®の適応」(http://www.jspaci.jp/)に相当し，エピペン®を使うべき症状とされる（**表2**）。
- 実際に当院の入院負荷試験症例での検討では，この「一般向けエピペン®の適応」の基準を満たした場合，85％にアドレナリンが実際に筋注されており，98％は病院外ではエピペン®投与の適応と考えられ，この基準を満たしていない例へアドレナリンが投与された例はなかった[3)]。このため，「重症」の症状に対してエピペン®を使うのは比較的妥当であると考えられている[3)]。

表1　アレルギー症状の重症度評価と対処法

重症度	軽症（下記の1つでも当てはまる）	中等症（下記の1つでも当てはまる）	重症（下記の1つでも当てはまる）
皮膚	□部分的な赤み，ぽつぽつ □軽いかゆみ □唇やまぶたの腫れ	□全身性の赤み，ぽつぽつ □強いかゆみ □唇全体の晴れ	
消化器	□口や喉のかゆみ，違和感 □弱い腹痛 □吐き気 □嘔吐，下痢（1回）	□喉の痛み □強い腹痛 □嘔吐，下痢（2回）	□持続する強い（がまんできない）お腹の痛み □繰り返し吐き続ける
呼吸器	□鼻水，くしゃみ	□咳が出る（2回以上）	□喉や胸が締め付けられる □声がかすれる □犬が吠えるような咳 □持続する強い咳込み □ゼーゼーする呼吸 □息がしにくい
全身		□顔色が悪い	□唇や爪が青白い □脈を触れにくい，不規則 □意識がもうろうとしている □ぐったりしている □尿や便を漏らす
エピペン	□エピペン®を準備　→悪化→	□治療後も咳が続く，重症と迷うときはエピペン®を使用　→悪化→	すぐにエピペン®を使用
薬	□30分続けば薬を飲ませる	□薬を飲ませる □呼吸器の症状があれば気管支拡張薬を吸入する（処方がある場合）	
受診対応	□5分ごとに症状を観察 □1時間続けば医療機関を受診	□5分ごとに症状を観察 □医療機関を受診	□仰向けの姿勢にする □救急車で医療機関を受診

表2　一般向けエピペン®の適応（日本小児アレルギー学会）

消化器の症状	・繰り返し吐き続ける ・持続する強い（がまんできない）お腹の痛み
呼吸器の症状	・喉や胸が締め付けられる ・声がかすれる ・犬が吠えるような咳 ・持続する強い咳込み ・ゼーゼー呼吸する呼吸 ・息がしにくい
全身の症状	・唇や爪が青白い ・脈を触れにくく不規則 ・意識がもうろうとしている ・ぐったりしている ・便や尿を漏らす

エピペン®が処方されている患者でアナフィラキシーショックを疑う場合，左記の症状が1つでもあれば使用すべきである
エピペン®適応の患者・保護者への説明，今後作成される保育所（園）・幼稚園・学校などのアレルギー，アナフィラキシー対応のガイドライン，マニュアルはすべてこれに準拠することを基本とする

アナフィラキシー

■表1において，中等症以上の症状が複数ある場合と重症の症状を含む複数臓器の症状がある場合，アナフィラキシーと診断する[2]。アナフィラキシーの場合も，治療に関しては症状の重症度で判断する。家族向けの実際の対応方法はQ51に示す。

文献
1) 日本小児アレルギー学会：食物アレルギーハンドブック2014——子どもの食に関わる方々へ．2014．
2) 日本アレルギー学会：アナフィラキシーガイドライン．メディカルレビュー社，2014．
3) 柳田紀之, 他：日本小児アレルギー学会誌，28（3）：329-337，2014．

柳田紀之

part 4 症状出現時の対応

Q51 症状が出たときの対応について教えてください。

A 重症度に応じて対応します。重症ではエピペン®を筋肉注射し，中等症では薬を飲みます。急速に悪化することもあるので，基本的には医療機関を受診することが望ましいでしょう。

解説
- アナフィラキシー症状への対応と治療について解説する。

アナフィラキシー症状への対応

- アナフィラキシー症状が出たときには，図1の手順で対応する。
- **観察と状況把握**：息をしているか，呼吸の妨げ（吐いたものが詰まるなど）になることが起きていないか，心臓は動いているか，呼びかけや刺激（痛みなど）に対する反応はどうかなどについて確認する。口の中に原因の食物が入っていれば，嘔吐を誘発しない範囲で外に出す。
- **助けを呼ぶ**：とくにアナフィラキシーの場合には，1人では対応するのは難しい。周囲の人に助けを呼びかけ，救急車の出動やエピペン®を含む薬剤の準備を要請する。その際，最初に対応した人は，なるべく患者から離れない。
- **エピペン®を注射**：エピペン®が手元にあれば，ただちに使用する。使い方は図2を参照のこと。
- **仰向けにする**：可能であれば，広い場所に患児を寝かせ安静を保つ。通常は仰向けにして，図1のように30cmほど足を高くする。呼吸が苦しく仰向けになれない場合は，上体を起き上がらせ，呼吸苦を軽減し，吐いているかまたは吐きそうな場合には，顔を横向きにし，誤嚥を防ぐ。急に起こしたり動かしたりすると，急に容態が悪化することがあるので急な動きを避ける。症状によっては，心肺蘇生などの措置が必要になるため，患児に対して繰り返し声かけ・刺激を行い，慎重な観察を続ける。
- **救急車で医療機関を受診する**：救急車を要請し，医療機関を受診する。エピペン®を使って症状がよくなった場合でも，有効成分であるアドレナリンは15〜20分程度で効果がなくなるため，必ず医療機関を受診する。

図1　アナフィラキシーへの対応

①状況把握と連絡

仰向けにして呼吸・循環の確認

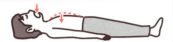

- 息をしているか確認
- 心臓が動いているか確認

助けを呼ぶ

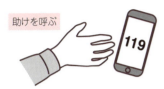

- エピペンの準備や救急車の要請を依頼する
- なるべくその場を離れない

役割分担する

- 観察／記録／管理
- 準備（内服薬・エピペン）
- 連絡（救急車・家族・病院）
- 誘導（周囲の人や救急車）など

②エピペン注射

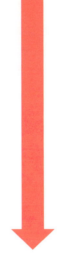

③救急受診

仰向けにして救急車を待つ

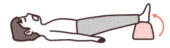

- 仰向けにして30cm程度足を高くする
- 呼吸が苦しいときは少し上体を起こす
- 吐いている時は顔を横向きにする

救急車で医療機関を受診

必ず救急車で
医療機関を受診する

図2　エピペンの使い方

注射の準備

介助者がいる場合

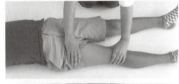

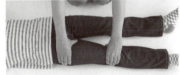

- 介助する人は，患児の太ももの付け根と膝をしっかり固定

打つ場所の再確認

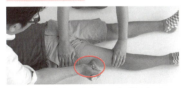

- 衣服の上からでも打つことができる
- 太ももの付け根と膝の中央のやや外側に注射する

注射の方法

カバーを開け，ケースから取り出す利き腕でペンの中央を持ち青色の安全キャップをはずす

カバーキャップ　　　安全キャップ

太ももの前外側に垂直に，オレンジ色の先端を「カチッ」と音がするまで5秒間強く押しつけ注射する

 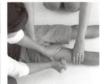

自分で打つ　　　介助者がいる場合
場合

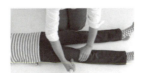

介助者がいない場合

注射後の対応

エピペンを太ももから抜き取り，カバーが伸びているのを確認

注射部位をもむ

使用前　　　　使用後

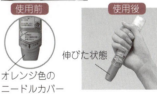

オレンジ色の　　　伸びた状態
ニードルカバー

伸びていない場合，再度押しつける

使用済みのエピペンをオレンジ色のカバー側からケースに戻す

 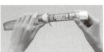

ふたは閉まらない

救急車を呼び医療機関を受診する

相模原病院資料より引用

治療

- Q50の重症度を参考に,重症ではエピペン®,中等症では内服薬,気管支拡張薬吸入等の治療を行う。家族への薬剤の説明に関してはQ52を参照されたい。
- **アドレナリン**:大腿部中央の前外側への0.1％アドレナリン筋肉注射（0.01mg/kg,最大量:成人0.5mg,小児0.3mg）がアナフィラキシーの際の第一選択薬である。必要に応じて5〜15分ごとに繰り返す。経静脈投与が心停止もしくは心停止に近い状態では必要であるが,それ以外では不整脈,高血圧などの有害作用を起こす可能性があるので,推奨されない。Ad血中濃度は筋注後10分程度で最高になり,40分程度で半減する。アドレナリンの効果は短時間で消失するため,症状が続く場合は追加投与する。アドレナリンはα1アドレナリン受容体（血管収縮,血圧上昇,気道粘膜浮腫の軽減）,β1アドレナリン受容体（心収縮力増大,心拍数増大）およびβ2アドレナリン受容体（メディエーター放出低下,気管支拡張）に作用する。
- **それ以外の薬剤**:中等症以上の症状で治療介入を考慮する。H1抗ヒスタミン薬は瘙痒感,紅斑,蕁麻疹,血管浮腫,鼻および眼の症状を緩和するが,呼吸器症状には無効である。第二世代の抗ヒスタミン薬は,第一世代の抗ヒスタミン薬と同等の効果があり,眠気などの副作用が少ない可能性があるが,現状では十分なデータがない。β2刺激薬は喘鳴,咳嗽,息切れなどの下気道症状に有効であるが,上気道閉塞等の症状には無効である。グルココルチコイドは作用発現に数時間を要し,二相性アナフィラキシーを予防する可能性があるが,その効果は立証されていない。

柳田紀之

原因食物別の注意点⑨
果物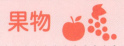

平成23年の即時型食物アレルギー全国モニタリング調査によると，果物類は原因食物として，鶏卵，乳製品，小麦，ピーナッツについで5番目に多く，全体の4％を占めている。さらに新規発症の原因食物を年齢別でみると4～6歳で果物が1位（17％），7～19歳では甲殻類に次いで果物が2位（13％）であり，キウイフルーツ（キウイ），バナナ，モモ，リンゴの順に多い。

果物アレルギーには花粉との抗原交差反応による花粉・果物アレルギー症候群（PFAS：pollen-food allergy syndrome）およびラテックスとの交差反応によるラテックス・フルーツ症候群（LFS：latex-fruit syndrome），そして皮膚・呼吸器・消化器症状などといった全身症状を呈する果物アレルギーに大別される。学童・成人期以降に発症する果物アレルギーのほとんどは前者に属し，後者は乳幼児期に発症することが多い。

花粉-果物アレルギー症候群

PFASはQ36のとおり，その代表的な交差反応抗原は植物に由来するPR蛋白（pathogenesis-related protein）であり，そのなかでもBet v 1（PR-10ファミリー）やBet v 2（プロフィリン）が主要なものである。主な症状は口腔粘膜症状だが，豆乳の場合や増悪因子の合併よりアナフィラキシー症状を呈することもある。根治治療として感作源である花粉抗原を用いたアレルゲン免疫療法や生の果物を使用した経口免疫療法に期待が寄せられているが，現時点でその有効性は確立されていない。

ラテックス-フルーツ症候群

LFSに関わる代表的な共通アレルゲン（クラス1キチナーゼ）もPR蛋白の1つであり，アボカド，クリ，バナナ，ジャガイモ，トマトとの交差反応性が明らかになっている。ラテックスアレルギー患者はそれらの果物・野菜を摂取することにより粘膜症状のみならず全身症状が誘発されることがあるため注意する必要がある。逆に前述の果物・野菜アレルギー患者に対してはラテックスアレルギーの有無につき問診・検査を行うことも重要である。

全身症状を呈する果物アレルギー

全身症状が誘発される果物アレルギーとして，キウイやバナナが代表的である。当院の経験ではキウイ，バナナとも誘発症状で全身症状を認める群（全身群）と粘膜症状のみを認める群（粘膜群）に分けることができ，粘膜群と比較して全身群の発症年齢は低い。またキウイ，バナナとも誘発症状は皮膚症状・消化器症状が多く，特にバナナアレルギーではアナフィラキシーを起こすことも多く，注意を要する。

吉田らは全身症状を認めたバナナアレルギー児5名を報告しており，全例でラテックス特異的IgE抗体価が陰性であったことから，LFSとは異なる感作経路が示唆されると報告している。また，PalacinらはキウイアレルギーΨ患者に対してアレルゲンコンポーネントを測定し，重篤例ほどAct d 1, Act d 3に感作されていたことを報告している。

果物アレルギーは主にPFAS・LFS・全身症状を呈するタイプに大別される。現在誘発症状の予測にアレルゲンコンポーネントを利用した診断方法が解明されており，今後一般診療における利用が期待されている。

文献
1）厚生労働科学研究班による食物アレルギーの診療の手引き2014.
2）Werfel T, et al: Allergy, 70(9): 1079-1090, 2015.
3）吉田幸一，他：日本ラテックスアレルギー研究会会誌，13（1）：25-31，2009.
4）Palacin A, et al: Clin Exp Allergy, 38(7): 1220-1228, 2008.

竹井真理

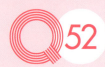

Q52 症状が出たときに使用する薬はあらかじめ処方してもらうとよいですか？

A 誤食等に備えて対症薬をあらかじめ処方しておくことが望ましいです。また，患者の重症度に応じてエピペン®処方の適応も検討することが重要です。

- 食物アレルギーの管理において，どんなに注意をしていても予期せぬ誤食などにより，アレルギー症状を生じることがある。したがって，対症薬をあらかじめ処方しておくことが望ましい。食物アレルギーでは蕁麻疹，咳嗽，喘鳴，腹痛，嘔吐などさまざまな症状を起こす可能性がある。症状の重症度はQ50参照。

対症薬

- 食物アレルギーの治療薬として代表的なものは，抗ヒスタミン薬，ステロイド薬，気管支拡張吸入薬，アドレナリン自己注射薬（エピペン®）がある。代表的な対症薬について図1に示す。原則として食物アレルギーの患者には全員に抗ヒスタミン薬を処方する。
- 中等症以上の症状の既往がある患者では，ステロイド薬や気管支拡張薬の処方を考慮する。微量のアレルゲンで即時症状の既往がある症例，即時症状が反復している症例，ショックを誘発させやすい食品がアレルゲンである症例（牛乳，小麦，鶏卵，ピーナッツ，魚介類，ナッツ，ソバなど），コントロール不良の気管支喘息を合併している症例などではエピペン®の携帯が推奨される。
- また，医療機関から遠方に住んでいる場合や，宿泊を伴う旅行に行く際にもエピペン®の処方を考慮する。対症薬に関しては，日頃から保管場所や使用期限について確認を行う必要がある。

学校や園での所持

- 病歴や重症度に応じて対症薬をあらかじめ処方しておき，学校や園においても常に携帯することが望ましい。アレルギー症状の出現時に備えて，本人・保護者だけでなく，学校や園と対応を打ち合わせておく。特に，エピペン®は事前にその使用方法を習熟しておく必要がある。

図1 症状が出たときに使う薬（名称は全て商品名）

抗ヒスタミン薬の使い方（ほぼ全員に処方されます）

薬品名	クラリチン	アレジオン	アレロック	ジルテック	ザイザル
ドライシロップ シロップ					
錠剤					
作用	アレルギーの原因となる物質の作用を抑え，症状を改善させる飲み薬					
使い方	中等症以上の症状または軽症でも症状が続くときに飲ませる					

ステロイド薬の使い方

薬品名	プレドニン	リンデロン
作用	炎症やアレルギー症状をゆっくり抑える副腎皮質ホルモン（ステロイド）の薬	
使い方	中等症以上の症状に用いる	

気管支拡張薬の使い方

薬品名	メプチン	サルタノール	アイロミール
作用	気管支を広げ呼吸を楽にする吸入薬。補助具を用いる場合がある			
使い方	中等症以上の呼吸の症状があるときに使う			

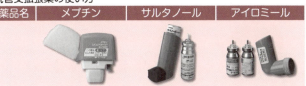

相模原病院小児科資料より引用

文献
1) 日本小児アレルギー学会：食物アレルギーハンドブック2014――子どもの食に関わる方々へ．協和企画，2014.
2) 厚生労働科学研究班による食物アレルギーの診療の手引き2014．
3) 柴田瑠美子：Visual Dermatol，11：260-265，2012.

井上隆志

part 4 症状出現時の対応

Q53 アドレナリン自己注射薬（エピペン®）は必要ですか？

A アナフィラキシーでは時に致死的な経過をたどることがあります。アナフィラキシーを起こす可能性の高い児においては，事前のエピペン®処方が望ましいでしょう。

解説

- 食物アレルギーでは，時にアナフィラキシー症状を認めることがある。アナフィラキシーを生じた場合に，治療はアドレナリンが第一選択薬となる。自己注射用にアドレナリンが充填されたものがエピペン®である。

使用のタイミング

- 表1に示す「一般向けエピペンの適応の症状」を伴う場合には，エピペン®の使用をためらうべきではない。アナフィラキシーに対するエピペン®の投与は82.2％で有効であり，3.7％に有害事象が生じたと報告されている。しかし，アドレナリン自体の作用に基づく副作用は全例で回復していたとされ，エピペン®の使用によるリスクは低いと考えられる。ただし，エピペン®を使用して症状がいったん改善した後に症状が再燃することがあるため，速やかに医療機関を受診することが必要である。

処方適応

- エピペン®には0.15mg，0.3mgの2種類の製剤がある。体重15～30kgでは0.15mg製剤，体重30kg以上は0.3mg製剤が適応となる。微量のアレルゲンで即時症状の既往がある症例，即時症状が反復している症例，ショックを誘発させやすい食品がアレルゲンである症例（牛乳，小麦，鶏卵，ピーナッツ，魚介類，ナッツ，そばなど），コントロール不良の気管支喘息を合併している症例などではエピペン®の携帯が推奨される。また，医療機関から遠方に住んでいる場合や，宿泊を伴う旅行に行く際にもエピペン®の処方を考慮する。
- ブチロフェノン系・フェノチアジン系等の抗精神病薬や，α遮断薬を服用中の患者においては，エピペン®の使用は禁忌となっているため，処方の際に併用中の薬剤を確認する必要がある。

表1	一般向けエピペン®の適応（日本小児アレルギー学会）
消化器の症状	・繰り返し吐き続ける ・持続する強い（がまんできない）お腹の痛み
呼吸器の症状	・喉や胸が締め付けられる ・声がかすれる ・犬が吠えるような咳 ・持続する強い咳込み ・ゼーゼー呼吸する呼吸 ・息がしにくい
全身の症状	・唇や爪が青白い ・脈を触れにくく不規則 ・意識がもうろうとしている ・ぐったりしている ・便や尿を漏らす

エピペン®が処方されている患者でアナフィラキシーショックを疑う場合，上記の症状が1つでもあれば使用すべきである

使用方法

■ エピペン®は自己注射薬であるため，使用方法について事前に習熟しておく必要がある。エピペン®の使用方法はQ51参照。安全キャップをはずし，太ももの付け根と膝の中央やや外側に，オレンジ色の先端を垂直にゆっくり強く押し付け注射を行う。その後，エピペン®を太ももから抜き取り，オレンジ色のカバーが伸びていることを確認する。

変遷

■ 2005年に食物アレルギーによるアナフィラキシー症状に対して，エピペン®の使用が可能となった。2008年，学校での緊急時の対応として，エピペン®を自ら注射できない本人に代わって，本人以外の関係者がエピペン®を投与しても医師法等の法律上問題にならないことが学校におけるアレルギー疾患の取り組みガイドラインにおいて示された。2009年には保育所においても，同様のことが示された。また同年，事前にエピペン®が処方されている場合において，緊急時に救急救命士がエピペン®を使用することも可能となった。2011年，エピペン®の処方が保険適用となった。

文献
1) 日本アレルギー学会：アナフィラキシーガイドライン．2014．
2) 海老澤元宏，他：アレルギー，62：144-154，2013．
3) 柴田瑠美子：Visual Dermatol，11：260-265，2012．
4) 日本学校保健会：学校におけるアレルギー疾患の取り組みガイドライン．2008．

井上隆志

part 5

園や学校での対応

part 5　園や学校での対応

Q54 入園や入学が決まったら，まずどのようにすればよいでしょうか？

A 入園・入学前に，昼食に対してどのような対応がなされているのか情報を集めるところから始めましょう。

解説

- 食物アレルギーがあると，いちばん困るのは園や学校での昼食に対する対応である。一般的には保育所（園）は給食，幼稚園はお弁当のことが多く，小学校では99％以上給食である。入園・入学前に，どのような対応がなされているのか情報を集めるところから始めることが大切である。

入学・入園前の対応

- 全国の公立の学校に向け，2008年に日本学校保健会から「学校のアレルギー疾患に対する取り組みガイドライン」が，2015年には文部科学省から「学校給食における食物アレルギー対応指針」が出されている。
- わが国のほとんどの小学校は給食を提供しているため，食物アレルギーがある児童・保護者は，事前に学校と面談し対応を決める必要がある。食物除去など特別な配慮が必要な児に対しては，入学時の面談等で学校生活管理指導表（アレルギー用）がわたされるため，主治医に記載してもらう必要がある（図1）。これは診断根拠を選択式で記入するようになっているので，主治医には専門的な立場から正確な診断が求められる。小学校に正確な情報が提供できないような場合には，入学前のなるべく早くに専門医療機関を紹介しておく必要がある。保護者の言いなりになった不正確な診断等が，学校側の対応を困難にしている事例が多くあるので注意が必要である。
- 一方，保育所（園）におけるアレルギー対応ガイドラインは厚生労働省から2011年に出されている。小学校とは異なり，生活管理指導表の運用はまだ全国的に統一されたルールとなっていないが徐々に広まりつつある（図2）。各保育園ごとに異なっている場合もあるので，どのような対応や管理を行っているのか事前に情報を収集し，納得したうえで入園する保育所（園）を決めたほうがよい。

図1 学校生活管理指導表

裏 学校生活管理指導表（アレルギー疾患用）

名前＿＿＿＿ 男・女 平成＿年＿月＿日生（＿歳） ＿＿＿＿学校＿年＿組 提出日 平成＿年＿月＿日

	病型・治療	学校生活上の留意点	
食物アレルギー（あり・なし） アナフィラキシー（あり・なし）	**A．食物アレルギー病型（食物アレルギーありの場合のみ記載）** 1．即時型 2．口腔アレルギー症候群 3．食物依存性運動誘発アナフィラキシー **B．アナフィラキシー病型（アナフィラキシーの既往ありの場合のみ記載）** 1．食物（原因 ） 2．食物依存性運動誘発アナフィラキシー 3．運動誘発アナフィラキシー 4．昆虫 5．医薬品 6．その他（ ） **C．原因食物・診断根拠** 該当する食品の番号に○をし、かつ《 》内に診断根拠を記載 1．鶏卵《 》 2．牛乳・乳製品《 》 3．小麦《 》 4．ソバ《 》 5．ピーナッツ《 》 6．種実類・木の実類《 》（ ） 7．甲殻類（エビ・カニ）《 》 8．果物類《 》（ ） 9．魚類《 》（ ） 10．肉類《 》（ ） 11．その他1《 》（ ） 12．その他2《 》（ ） ［診断根拠］該当するもの全てを《 》内に記載 ① 明らかな症状の既往 ② 食物負荷試験陽性 ③ IgE抗体等検査結果陽性 **D．緊急時に備えた処方薬** 1．内服薬（抗ヒスタミン薬、ステロイド薬） 2．アドレナリン自己注射薬（「エピペン®」） 3．その他（ ）	**A．給食** 1．管理不要 2．保護者と相談し決定 **B．食物・食材を扱う授業・活動** 1．配慮不要 2．保護者と相談し決定 **C．運動（体育・部活動等）** 1．管理不要 2．保護者と相談し決定 **D．宿泊を伴う校外活動** 1．配慮不要 2．食事やイベントの際に配慮が必要 **E．その他の配慮・管理事項（自由記載）**	【緊急時連絡先】 ★保護者 電話： ★連絡医療機関 医療機関名： 電話： 記載日 年 月 日 医師名 ㊞ 医療機関名
アレルギー性鼻炎（あり・なし）	**病型・治療** **A．病型** 1．通年性アレルギー性鼻炎 2．季節性アレルギー性鼻炎（花粉症） 主な症状の時期： 春 、 夏 、 秋 、 冬 **B．治療** 1．抗ヒスタミン薬・抗アレルギー薬（内服） 2．鼻噴霧用ステロイド薬 3．その他（ ）	**学校生活上の留意点** **A．屋外活動** 1．管理不要 2．保護者と相談し決定 **B．その他の配慮・管理事項（自由記載）**	記載日 年 月 日 医師名 ㊞ 医療機関名

●学校における日常の取り組み及び緊急時の対応に活用するため、本表に記載された内容を教職員全員で共有することに同意しますか。

1．同意する
2．同意しない　　保護者署名：＿＿＿＿

(財)日本学校保健会 作成

図2 保育所におけるアレルギー疾患生活管理指導表

<参考様式>

保育所におけるアレルギー疾患生活管理指導表（食物アレルギー・アナフィラキシー・アレルギー性鼻炎） **提出日 平成＿年＿月＿日**

名前＿＿＿＿ 男・女 平成＿年＿月＿日生（＿歳＿ヶ月）＿＿＿組

この生活管理指導表は保育所の生活において特別な配慮や管理が必要となった場合に限って作成するものです。

	病型・治療	保育所での生活上の留意点	
食物アレルギー（あり・なし） アナフィラキシー（あり・なし）	**A．食物アレルギー病型（食物アレルギーありの場合のみ記載）** 1．食物アレルギーの関与する乳児アトピー性皮膚炎 2．即時型 3．その他（新生児消化器症状・口腔アレルギー症候群・食物依存性運動誘発アナフィラキシー・その他： ） **B．アナフィラキシー病型（アナフィラキシーの既往ありの場合のみ記載）** 1．食物（原因： ） 2．その他（医薬品・食物依存性運動誘発アナフィラキシー・ラテックスアレルギー・ ） **C．原因食物・除去根拠** 該当する食品の番号に○をし、かつ《 》内に除去根拠を記載 1．鶏卵《 》 2．牛乳・乳製品《 》 3．小麦《 》 4．ソバ《 》 5．ピーナッツ《 》 6．大豆《 》 7．ゴマ《 》 8．ナッツ類*《 》（すべて・クルミ・アーモンド・ ） 9．甲殻類*《 》（すべて・エビ・カニ・ ） 10．軟体類・貝類*《 》（すべて・イカ・タコ・ホタテ・アサリ・ ） 11．魚卵《 》（すべて・イクラ・タラコ・ ） 12．魚類*《 》（すべて・サバ・サケ・ ） 13．肉類*《 》（鶏肉・牛肉・豚肉・ ） 14．果物類*《 》（キウイ・バナナ・ ） 15．その他（ ） 「*類は（ ）の中の該当する項目に○をするか具体的に記載すること」 ［除去根拠］該当するもの全てを《》内に番号を記載 ①明らかな症状の既往 ②食物負荷試験陽性 ③IgE抗体等検査結果陽性 ④未摂取 **D．緊急時に備えた処方薬** 1．内服薬（抗ヒスタミン薬、ステロイド薬） 2．アドレナリン自己注射薬「エピペン®0.15mg」 3．その他（ ）	**A．給食・離乳食** 1．管理不要 2．保護者と相談し決定 **B．アレルギー用調整粉乳** 1．不要 2．必要 下記該当ミルクに○、又は（ ）内に記入 ミルフィー・ニューMA-1・MA-mi・ペプディエット エレメンタルフォーミュラ その他（ ） **C．食物・食材を扱う活動** 1．管理不要 2．保護者と相談し決定 **D．除去食品で摂取不可能なもの** 病型・治療のCで除去の際に摂取不可能なものに○ 1．鶏卵： 卵殻カルシウム 2．牛乳・乳製品： 乳糖 3．小麦： 醤油・酢・麦茶 5．大豆： 大豆油・醤油・味噌 6．ゴマ： ゴマ油 11．魚類： かつおだし・いりこだし 12．肉類： エキス **E．その他の配慮・管理事項**	【緊急連絡先】 記載日 年 月 日 医師名 医療機関名
アレルギー性鼻炎（あり・なし）	**病型・治療** A．病型 1．通年性アレルギー性鼻炎 2．季節性アレルギー性鼻炎 主な症状の時期： 春、夏、秋、冬 B．治療 1．抗ヒスタミン薬・抗アレルギー薬（内服） 2．鼻噴霧用ステロイド薬 3．その他	**保育所での生活上の留意点** A．屋外活動 1．管理不要 2．保護者と相談し決定 B．その他の配慮・管理事項（自由記載）	記載日 年 月 日 医師名 医療機関名

この生活管理指導表は、地域独自の取り組みや現場からの意見を踏まえ、今後改善していくことを考えております。

文献
1）日本学校保健会：学校のアレルギー疾患に対する取り組みガイドライン．2008．
2）文部科学省：学校給食における食物アレルギー対応指針．2015．
3）厚生労働省：保育所におけるアレルギー対応ガイドライン．2011．
4）日本保育園保健協議会：保育園におけるアレルギー対応の手引き．2011．

海老澤元宏

part 5　園や学校での対応

Q55 園や学校で給食を提供してもらえるのでしょうか？

A 学校では食物アレルギーがあるお子さんには除去食・代替食を提供し対応することが原則となっていますが，場合によってはお弁当対応となることもあります。

- 保育所（園）によって食物アレルギーの児への対応が異なるので，まず保育所（園）関係者と面談し情報を収集するよう勧めることが大切である。小学校においては，食物アレルギーがある児には除去食・代替食を提供し対応することが原則となっているが，場合によっては設備等の問題から弁当対応となることもある。

弁当対応の考慮対象

- 多くの保育所（園）では，できるだけ給食を提供しようと努力している施設が多いが，あまりにも除去品目が多い場合や，調味料や油の共用ができないような場合には，「お弁当を持ってきてください」と言われる可能性がある。保育所における生活管理指導表（Q54）では，そのような内容も記載できる工夫がしてあるので注意してほしい。
- 一方，小学校については，「学校給食における食物アレルギー指針」に，（ア）極微量で反応が誘発される可能性がある等の場合と（イ）施設の整備状況や人員等の体制が整っていない場合は弁当対応を考慮する，と記載されている。（ア）はさらに，a）調味料・だし・添加物の除去が必要，b）加工食品の原材料表記の欄外表記（注意喚起表示）の表示がある場合についても除去指示がある，c）多品目の食物除去が必要，d）食器や調理器具の共用ができない，e）油の共用ができない，f）その他，上記に類似した学校給食で対応が困難と考えられる状況，と解説されている。また，「単にエピペン®所持であるとか，アナフィラキシーやアナフィラキシーショックの既往があるだけで弁当対応にする必要はありません」と記載されている。
- したがって，主治医が「必要最小限の食物除去」を実践することで，児が給食を提供してもらえる機会が増えるのである。そのような指導ができていないのであれば，ただちに専門医に紹介すべきである。

文献 1）文部科学省：学校給食における食物アレルギー対応指針．2015．

海老澤元宏

part 5 園や学校での対応

Q56 園や学校で給食を提供してもらうときに気をつけることは？

A 具体的にどのような対応となるのか，提供される給食の原材料の確認方法やタイミング，配膳室から教室で喫食するまでの流れなどの詳細を保護者から園や学校側に確認しましょう。

解説

- 医師が適切な診断結果により記入をした「保育所におけるアレルギー疾患生活管理指導表」「学校生活管理指導表（アレルギー疾患用）」を園や学校へ提出した後，実際の食物アレルギー対応に関する面接が園や学校の関係者（校長先生，養護教諭，担任教諭，栄養教諭など）と行われる。
- この面接がスムーズに行われるように，以下の確認ポイントを保護者に伝える。

提供される給食の形式

- 施設の設備や調理員の数などによって，給食での食物アレルギー対応がどのレベルまでできるかは異なってくる。各施設では，食物アレルギー対応のルールが決められているので（どの品目のアレルギーには除去対応をするか，どの品目のアレルギーの場合は代替食対応をするのか，どの品目のアレルギーの場合は家庭からの弁当を持参してもらうのか，どのくらいの重症度の児に給食提供が可能なのかなど），その施設での対応方針を確認する。
- 家庭から弁当を持参する場合には，保管方法や提供方法も園や学校側と保護者が確認しておく。

集団給食では"完全除去"あるいは"完全解除"の対応

- 施設のなかに食物アレルギー児が複数いる場合に，1人1人の解除の状況に合わせて給食を提供しようとすると，誤配膳などの事故が発生しやすい状況になってしまう。また，個人の解除の状況に合わせた部分解除のためのアレルゲン（蛋白質）の換算は容易ではない。したがって，自宅では部分解除を進めている段階であったとしても，給食では完全除去の対応が基本となる。
- 給食での完全解除の対応を求めるためには，食物経口負荷試験によって原因食物が一定量（給食で提供される平均的な1食分を上回る量）を食べて問題がないことが確認されていなければならない。

- 保護者が集団給食での部分解除を望む声は多いが，集団給食の性質上，部分解除の対応は難しいことを医師から保護者に伝える。

提供される給食に利用される食材の原材料の確認

- 給食提供をしてもらえる場合には，給食で利用される食材の原材料の確認を園や学校側が行うことが基本となるが，保護者が原材料を確認する場合には，いつ，誰と，どのような方法で情報をやりとりすることになるのか確認する。
- 原材料の詳細については，保護者が園や学校側から文書で情報を受け取っておくことが望ましい。
- 給食に使用している食材の規格が変更される場合に，原材料が同時に変更されることがあるが，規格が変更されていても商品名が変更されていないなどの理由で原材料変更の見落としが発生することがある。食材の規格が変更されるときの業者と園や学校との確認方法を把握しておく。

提供される給食の調理場での管理

- それぞれの集団給食調理場は，設備や広さ，構造などが異なる。その施設の調理場がどのような作りになっているか，食材搬入，調理，配膳の流れを追いながら図面上で確認する。アレルギー対応食担当の調理員の配置はされるのか，アレルゲンのコンタミネーションをどのような方法で防ぐことになっているのか，アレルギーをもつ児童生徒の情報の共有方法はどのようになっているのか，調理場内の責任者やルールなども保護者が確認しておく。

提供される前の最終確認

- アレルギー対応食が完成するまでの間に，取り違えやコンタミネーションなどの事故が起こらないようになっているか，調理員の誤配膳防止の取り組み状況を確認する。たとえば，食札や確認表などを運用して複数の目で内容確認を行っているのかを聞いておく。
- 給食でアレルギー児本人が給食を喫食する前に，誰がどのような方法で内容と除去品目を確認するのかを把握する。
- 保育所の場合には，周りの子どもの食事からの誤食事故も発生しやすいため，食べる場所（テーブルの配置など）やどのような体制で食物アレルギー児を見守っているのかを確認する。
- 教室で給食をおかわりする場合には，おかわりをする際に原材料の見落としのないように原材料の確認方法を確認しておく。おかわりの際には，初めの配膳ほど内容確認が厳重に行われないことが多く，誤配膳が起こりやすいので注意が必要である。

誤食が発生したときの対応

- **Q58**を参照して，万が一の事故が発生した場合の対応方法を確認しておく。

文 献
1) 文部科学省：学校給食における食物アレルギー対応指針．2015．
2) 厚生労働省：保育所におけるアレルギー対応ガイドライン．2011．

　　　　　　　　　　　　　　　　　　　　　　　　　　　　　　　林　典子

part 5　園や学校での対応

Q57 アナフィラキシーを起こしたことがある場合には，給食提供は行わないほうがよいですか？

A 原則として給食の提供は可能です。しかし，アナフィラキシーを引き起こす食品の数や症状を誘発する量，給食提供する保育園や学校の対応能力によって柔軟に判断してください。

解説

- 食育基本法および食育推進基本計画が制定され，学校給食法も食育の観点から見直しが行われ，給食を生きた教材として活用することが求められている。それに伴い「学校におけるアレルギー疾患取り組みガイドライン」や「保育所におけるアレルギー疾患対応ガイドライン」などが示され，園・学校給食における食物アレルギー対応の基本的な考え方として，アナフィラキシーを起こす可能性のある児童生徒を含め，食物アレルギーの児童生徒が他の児童生徒と同じように給食を楽しめることを目指すこととされた。
- したがって，アナフィラキシーがあっても給食を提供することが原則であるが，同時に安全性を最優先とすることも明記されている。

学校・園における食物アレルギー児の割合

- 2004（平成16）年の全国の小学校，中学校，高校等における食物アレルギー児の頻度は2.6％，アナフィラキシー児が0.14％であった。2013（平成25）年度には食物アレルギー児が4.5％で1.7倍に，アナフィラキシー児が0.48％と3.4倍に増加していた。また，同報告書から小学校および中学校ではアナフィラキシー児の頻度はそれぞれ0.60％，0.40％，エピペン®保持者が0.37％，0.19％であった。一方で小学校在籍者数は約660万人で学校数は約2.1万校，中学校在籍者数は約350万人で学校数は約1万校であるのでアナフィラキシー児は小学校では1校に平均約2人，中学校では1校に平均約1人が，エピペン®保持者は小学校で1校に平均1人，中学校では2校に1人が在籍していると考えられる。
- 食物アレルギー児の頻度は低年齢になるほど頻度は高く，1歳児では7.7％に及んでいる。そのため保育所では全体で4.9％と高率であり，ほとんどの保育所に食物アレルギー児がいると考えられる。したがって，学校医や園医は日常的に食物アレルギー児やエピペン®保持者と遭遇すると考えられる。

診断書(生活管理指導表)の提出の必要性

- 食物にて起こるアナフィラキシーは主に即時反応型と食物依存性運動誘発アナフィラキシーとがあるが,いずれの場合も給食の対応は生活管理指導表等の提出が必須であり,これを基本として園・学校と保護者が個別面談し給食における対応レベルが決定される。しかし,2013(平成25)年度でも生活管理指導表等が提出されているものは全国の小学校・中学校・高校等で約35％と報告されており決して高くない。また,エピペン®保持者でも30％強であり,これでは給食提供時の安全性の確保に不安があり生活管理指導表の提出は必須であるといえる。ただし,生活管理指導表は給食提供時などの基本情報であり,アナフィラキシーなどの重要事項の確認には主治医や学校医・園医との密な連携が必要である。
- アナフィラキシーを起こした食材でも経年的には寛解することが知られており,必要があれば専門施設等での負荷試験を施行し,常に最新の情報の提供を心がける。また,園児では未摂取であった食品の摂取状況が変化し,小学生以上では果実・種実・甲殻類など新たな食物アレルギーの発生を認め,中学生では運動誘発アナフィラキシーの新規発症の頻度も高まるため年1回の生活管理指導表の提出は最低限必要である。

給食提供時の注意点

- 各ガイドラインでも示されているように,給食の対応は安全性の確保から完全除去か完全解除の二分化を基本とする。個別対応を否定するわけではないが,煩雑な対応は誤食リスクが高まることを念頭におき,十分な対応が可能かどうか見極めたうえで給食提供を考える必要がある。
- たとえば,ごく微量の摂取でアナフィラキシー症状を誘発する場合は,調理場所や調理器具を専用とし調理員も専属とする必要がある。また,多抗原の除去が必要であるときは確認や調理が煩雑となり,時間がかかるだけでなく誤りの起こる確率も高くなる。さらに,食品表示義務の必要ない食品の給食提供はいちいち確認が必要であり限られた人員・時間で対応することが困難な場合もある。
- 施設の整備状況や人員の体制が不十分な場合に無理をして給食対応すれば,誤食の危険性が増大する懸念があるため弁当対応も考慮する必要がある。しかし,アナフィラキシーやアナフィラキシーショックの既往のみで給食の提供を中止する必要はない。

給食提供時の危機管理

- いくら注意をはらったとしても,人が関与するかぎり一定の割合でヒューマンエラーは起きるため,混入や誤配膳等のリスクは常にある。実際,1年間で保育園の29％が誤食事故を経験したとの報告もある。さらに,不可抗力に近いものとして食品表示の記載欠落例もあり,誤食が起きたことを想定した危機対応が求め

られる。

- 特に，アナフィラキシーの既往を有するものが誤食した場合は重篤な誘発症状が出現する可能性が高く，その進行は予想以上に早いことがあるので，突然の事態に慌てず対応するためにはシミュレーションやロールプレイングなどの事前の訓練も重要である。

文献
1) 文部科学省：学校給食における食物アレルギー対応指針．2015．
2) 日本学校保健会：食物アレルギーによるアナフィラキシー学校対応マニュアル．2005．
3) 厚生労働省：保育所におけるアレルギー対応ガイドライン．2011．
4) 保育所における食事の提供ガイドライン．2012．
5) 日本学校保健会：学校生活における健康管理に関する調査事業報告書．2013．

鈴木 誠

学校生活管理指導表の記載方法

学校生活管理指導表は，学校における配慮や管理が必要だと思われる場合にのみ記載する。食物アレルギー児における記載方法と記載例を示す。

病型・治療

「A．食物アレルギー病型」では，どの病型に該当するのかをチェックする。さらに，アナフィラキシーのある場合には，「B．アナフィラキシー病型」にもチェックし，原因食物を記載する。「C．原因食物・診断根拠」では，学校での除去が必要な食物にチェックし，食物ごとにその診断根拠を，①明らかな症状の既往，②食物負荷試験陽性，③IgE抗体等検査結果陽性のうち該当するものすべてを記入する。なお，診断根拠は，②→①→③の順に高い。「D．緊急時に備えた処方薬」では，症状出現に備え，内服薬やエピペン®を処方していれば，それぞれチェックをする。

学校生活上の留意点

基本的に，「A．給食」「B．食物・食材を扱う授業・活動」（牛乳パックの洗浄，ソバ打ち体験授業など），「D．宿泊を伴う校外活動」（修学旅行など）では，配慮や管理が必要である。「C．運動」については，基本的に管理不要である。ただし，食物依存性運動誘発アナフィラキシーで原因食物が不明である場合は，管理として，食後2時間以上の運動制限が必要である。

緊急時連絡先

基本的には医師が，学校でアナフィラキシーが誘発された場合の連絡先を記載する。かかりつけの医療機関以外になる場合もある。

●生活管理指導表の記載例
牛乳（アナフィラキシーあり）とピーナッツを除去しており，抗ヒスタミン薬とエピペンを処方している生徒の場合

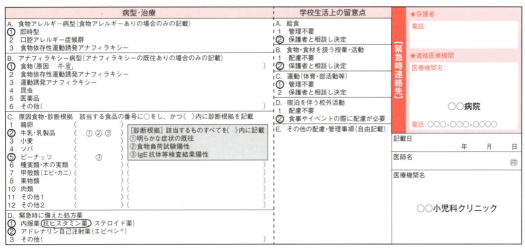

真部哲治

part 5　園や学校での対応

Q58 園や学校で症状出現時にはどのような対応をお願いすればよいでしょうか？

A 症状が出たときは，どんなに軽症でも医療機関を受診するようお願いしてください。重症の場合はエピペン®を注射し，救急車を使用してください。

解説

- どんなに軽症でも，悪化するケースもあるため，症状があった場合には医療機関を受診することが大切である。中等症以上の症状では内服薬，重症のときにはエピペン®を使用する。

事前の情報提供

- 生活管理指導表等で医療機関から情報提供を受け，患児の情報を共有する。アナフィラキシーの既往の有無はリスク評価に有用である。食物アレルギーの症状は毎回同じ症状が出るとは限らず，一部の園や学校が独自に設定している「出る可能性がある症状」という設問は，「不明」もしくは「すべての症状」が正しい回答であり，設問自体が不適切である。

緊急時の役割分担

- 緊急時の役割には，観察，管理，準備，連絡，記録，その他に分けられる[1]。「観察」は子どもから離れず観察し，助けを呼び，人を集める。「管理」はそれぞれの役割の確認および指示，「準備」はエピペン®等の準備や解除，「連絡」は救急車の要請，「記録」は観察を開始した時間やエピペン®，内服薬を使用した時間を記録し，5分ごとに症状を記録する。「その他」の仕事には他の子どもへの対応や，救急車の誘導などの役割がある。
- エピペン®投与の練習も含めて，役割分担について年に1回はシミュレーション等を行っておくとよい。

症状の重症度と対応

- 『食物アレルギーハンドブック2014』[2]に記載の患者，家族向けの症状への対応表（Q50）は，園や学校でも同様に用いることができる[3]。
- 複数の症状が出た場合は，重症度は最も重症の症状で判断する。たとえば，軽症の

消化器症状と中等症の皮膚症状が出た場合は中等症で，軽症の皮膚症状と中等症の呼吸器症状と重症の循環器症状が出た場合は重症になる。園，学校では家庭と比べ，症状に対応するのが難しく，その後の観察も困難であるため，どんなに軽症であっても症状があった場合には医療機関を受診することが望ましい。

- **軽症**：家庭では原則として長引く場合に抗ヒスタミン薬などを飲ませるが，園や学校ではすぐに使用してもよい。
- **中等症**：原則として抗ヒスタミン薬を使用する。事前の処方があれば，気管支拡張薬の吸入やステロイドの内服を行う。中等症では原則としてエピペン®は必要ないが，呼吸器症状が続くときや判断に迷う場合は，「重症」に準じてエピペン®の注射を行う。
- **重症**：原則として他の治療よりもエピペン®の筋肉注射を優先して行い，その後，抗ヒスタミン薬やステロイド薬（処方されている場合）を内服する。必ず救急車で医療機関を受診する。

実際のアナフィラキシーへの対応

- **実際のアナフィラキシーへの対応方法はQ51の図1，図2参照。**
- **仰向けにして呼吸・循環の確認**：息をしているか，呼吸の妨げ（吐いたものが詰まるなど）になることが起きていないか，心臓は動いているか，呼びかけや刺激（痛みなど）に対する反応はどうかなどについて確認する。口の中に原因の食物が入っていれば，嘔吐を誘発しない範囲で外に出す。
- **助けを呼ぶ**：とくにアナフィラキシーの場合には1人では対応するのは難しい。周囲の人に助けを呼びかけ，救急車の出動やエピペン®を含む薬剤の準備を要請する。その際，最初に対応した人は，なるべく患者から離れない。
- **役割分担**：人が集まったら，観察，記録，人の配置等の管理，内服薬やエピペン®の準備，救急車・家族・病院への連絡，周囲の人や救急車の誘導など役割分担を行う。
- **エピペン®を注射**：エピペン®が手元にあれば，直ちに使用する。
- **仰向けにする**：可能であれば，広い場所に患児を寝かせ安静を保つ。通常は仰向けにして，30cmほど足を高くする。呼吸が苦しく仰向けになれない場合は，上体を起き上がらせ，呼吸苦を軽減し，吐いているかまたは吐きそうな場合には，顔を横向きにし，誤嚥を防ぐ。急に起こしたり動かしたりすると，急に容態が悪化することがあるので急な動きを避ける。症状によっては，心肺蘇生などの措置が必要になるため，患児に対して繰り返し声かけ・刺激を行い，慎重な観察を続ける。
- **救急車で医療機関受診**：救急車を要請し，医療機関を受診する。エピペン®を使って症状がよくなった場合でも，有効成分であるアドレナリンは15〜20分程度で効果がなくなるため，必ず医療機関を受診する。

文献
1）文部科学省，日本学校保健会：アレルギー疾患対応資料（DVD）映像資料及び研修資料——学校生活上の留意点（食物アレルギー・アナフィラキシー）．2015．
2）日本小児アレルギー学会：食物アレルギーハンドブック2014——子どもの食に関わる方々へ．2014．
3）柳田紀之，他：日本小児アレルギー学会誌，28（2）：201-210，2014．

柳田紀之

part 5 園や学校での対応

Q59 園や学校の職員はエピペン®を使用できるのですか？

A できます。厚生労働省と文部科学省からも、「緊急時に教職員がエピペン®を本人に代わって注射することは医師法違反にならない」との回答がでています。

解説

- 小児では、保育所（園）、幼稚園、学校で過ごす時間が長く、食物アレルギーによるアナフィラキシーがこれらの場所で起こる可能性は高いため、適切な対応が必要である。
- わが国では、2008年に「学校のアレルギー疾患取り組みガイドライン」（以下、ガイドライン）[1]、2011年の「保育所におけるアレルギー対応ガイドライン」[2]が発行され、園・学校において教職員による緊急時のエピペン®の使用も推奨された。表1に、学校におけるエピペン®使用者を示す。
- しかし、残念なことに、2012年に食物アレルギーの児童が学校給食後にアナフィラキシーショックにより亡くなる事故が発生したことは記憶に新しい。文部科学省では2015年に「学校給食における食物アレルギー対応指針」[3]を作成し、エピペン®の使用を含めた食物アレルギー児への緊急時対応は、特定の教職員だけではなく誰もが対応ができるよう学校全体での取り組みが必要であると述べている。
- アナフィラキシーの進行は一般的に急速であり、エピペン®が手元にありながら症状によっては児童生徒が自己注射できない場合も考えられる。エピペン®に関する医師法の解釈については、2013年に厚生労働省と文部科学省から、「アナフィラキシーの救命の現場に居合わせた教職員が、エピペン®を自ら注射できない状況にある児童生徒に代わって注射することは、ガイドラインにおいて示している

表1 学校におけるエピペン®使用者

	本人	学校職員	保護者	救急救命士	合計
小学校	51	63	87	47	248
中学校・中学教育学校	34	21	11	4	70
高等学校	24	8	2	2	36
合計	109	92	100	53	354

（期間：2008年4月1日～2013年8月31日）
日本学校保健会「平成25年度 学校生活における健康管理に関する調査事業報告書」より作成

内容に即して教職員が注射を行うものであれば，医師法違反とならない」との見解が示されている。
- 海老澤らの報告によると，アナフィラキシー発現時の初期治療補助薬としてエピペン®を使用した80％以上の症例で症状の改善が認められ，有害事象としては使用症例の3.7％に認められたが，表2のようにアドレナリン自体の作用によるものと針による外傷によるものとに大きく分けられ，いずれも転帰として回復しており，医学的に問題となる重篤な副作用は見られなかったとされている[4]。このため，保育所（園），幼稚園，学校では食物アレルギーの症状出現時には，必要に応じてエピペン®を使用することが推奨されている。

表2 アドレナリンの有害事象とその内訳

	有害事象	件数	処置	転帰
アドレナリン自体の作用によるもの	アドレナリン副反応	1	なし	回復
	局所冷感	1	あり	回復
	血圧上昇	1	なし	回復
	心悸亢進	1	なし	回復
	頻脈	1	不明	回復
	手足のしびれ感	1	不明	回復
	膝の辺りの痛み（注射側）	1	不明	回復
	動悸	1	不明	回復
		1	なし	回復
	嘔気，嘔吐	1	不明	回復
	振戦	1	不明	回復
針による外傷	接種部の切創	1	あり	回復
	投与部位の出血	1	なし	回復
	疼痛	1	なし	回復

文献
1) 日本学校保健会：学校のアレルギー疾患に対する取り組みガイドライン．2008．
2) 厚生労働省：保育所におけるアレルギー対応ガイドライン．2011．
3) 文部科学省：学校給食における食物アレルギー対応指針．2015．
4) 海老澤元宏，他：アレルギー，62（2）：144-154，2013．

小川絢子

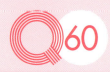

Q60 林間学校や修学旅行に参加する際に注意すべきことは何ですか？

旅行・宿泊先での食事は児の重症度と受け入れ先の状況をもとに対応を考え，万が一の誤食に備えて救急対応の準備をすることも重要です。

解説

- 食物アレルギー児の校外活動で最も配慮が必要なのは，旅行中および宿泊先での食事である。原材料表示が記載されている市販の食品と異なり，旅行・宿泊先での食事は調理担当者の食物アレルギーに対する知識が不十分な場合，原因食物が混入するリスクが否定できない。事前に外食先や宿泊先へ確認をとって，患児の食物アレルギーの重症度に合わせた最大限の配慮を行う必要がある。
- 主治医，保護者，園・学校，食事の提供先の間で十分に情報交換を行い，どこまでの対応が必要な児であるか，実際の現場でどこまでの対応が可能であるかを相談しておく必要がある。

旅行・宿泊先での食事

- 食物アレルギーの対応に不慣れな外食先・宿泊先では，よりいっそうの注意が必要である。たとえば，ファミリーレストランのメニューに特定原材料を使用していない旨が書かれていたとしても，調理スタッフはアレルギーの教育を受けた栄養士や調理士ではないため，誤った知識に基づくミスや調理器具の使いまわし等が起こりうる。
- 重症の食物アレルギー児では少量の混入で症状を起こす場合があり，不慣れな現場に無理な対応を強いて，かえって誤食のリスクを高める結果につながるような事態は避けるべきである。

完全除去で対応する（部分解除は行わない）

- 食物アレルギーの児は通常，アレルギー専門医のもとで経口食物負荷試験や食事指導を受けて，自宅で原因食物の部分解除を進めていることが多い。しかし，文部科学省の指導のとおり，園・学校では原因食物の完全除去か自由な摂取を許可するかの二者択一で対応することが原則で[1]，旅行・宿泊先でも同様の対応が必要である。少量のみ摂取可，加工品のみ摂取可など個々の児に細かい対応を行う

- また，食物アレルギーでは摂取後の運動や体調不良・疲れ等で誘発症状が出現しやすくなる。そのため，自宅で少量の加工品を症状なく摂取できていたとしても，課外活動で同じものを食べて誘発症状が起きないという保証にはならない。

食材を扱う課外活動

- 校外活動で食材を扱う活動に参加する場合にも配慮が必要である。代表的なものに，ソバ打ち体験授業がある。ソバ粉・小麦粉が空気中に舞うことや周辺に付着することが多く，触って皮膚症状が起きる，粉を吸入して呼吸器症状が誘発されるといった可能性がある。

原因食物の整理と重症度評価

- 除去食物が多いと外食・宿泊先での対応が煩雑となり，誤食のリスクが高まる。そのため，アレルギー専門医に受診し，原因食物の整理を進めておくことが重要である。また，血液検査や経口食物負荷試験を行って，食物アレルギーの重症度を評価しておくことも重要である。林間学校や修学旅行の直前では間に合わないことも多く，早めの専門医受診が望ましい。

救急対応のシミュレーション

- 誤食予防に努めることが基本であるが，アレルギー症状が出現した場合に備えて事前のシミュレーションを行っておくことも重要である。具体的な症状対応はQ50，Q51で解説されているが，旅行・宿泊先では最寄りの救急病院を事前に調べておき，必要に応じて主治医から救急病院への紹介状を携帯しておくとよい。また，宿泊先から救急病院が遠く受診に時間がかかる場合には，アドレナリン自己注射薬（エピペン®）を携帯するかどうかを主治医と相談しておくとよい。
- 誤食はいつでもどこでも起こりうるため，課外活動に参加する職員全員が，どの児童に何の食物アレルギーがあり，薬はどこにあるのか，どのタイミングで薬を使い救急病院へ受診するのかといった情報共有をしておく必要がある。文部科学省の食物アレルギー対応資料[1]（http://www.mext.go.jp/a_menu/sports/syokuiku/1355536.htm）にはわかりやすい映像資料等が掲載されており，大変参考になる。
- また，日本学校保健会と厚生労働省から学校・保育所向けのアレルギー対応ガイドラインが出ており[2][3]，課外活動に参加する職員が事前に読んでおくことが望ましい。

文献
1) 文部科学省：学校給食における食物アレルギー対応について．2015．
2) 日本学校保健会：学校のアレルギー疾患に対する取り組みガイドライン．2007．
3) 厚生労働省：保育所におけるアレルギー対応ガイドライン．2011．

小倉聖剛

鶏卵，牛乳，小麦除去の場合の3日間の献立例【3～5歳児の場合（1日1300kcalが目安）】

		1日目			2日目			3日目		
		料理名	食品名	分量(g)	料理名	食品名	分量(g)	料理名	食品名	分量(g)
朝食		ご飯	ご飯	100	ご飯	ご飯	100	ご飯	ご飯	100
		みそ汁	ジャガイモ	20	スープ	エノキダケ	20	みそ汁	豆腐	20
			タマネギ	20		ワカメ	1		ネギ	20
			味噌	8		★中華顆粒だし	1		味噌	8
			削り節（だし用）	3		食塩	0.3		削り節（だし用）	3
		納豆	納豆	40	ブロッコリーとエビの炒め物	ブロッコリー	60	サケ塩焼き	サケ	40
		焼のり	焼のり	2		エビ	40		食塩	0.2
		カボチャ煮物	カボチャ	60		ショウガ	適量		油	2
			醤油	2		油	2	茹でサヤエンドウ添え	サヤエンドウ	20
			砂糖	3		醤油	3		茹で塩	適量
		チンゲンサイのシラス和え	チンゲンサイ	50		酒	2	ヒジキ煮物	ヒジキ（乾）	5
			シラス	2		砂糖	1		ニンジン	10
			醤油	2	ハクサイゴマ和え	ハクサイ	50		大豆	10
		豆乳	豆乳	150		醤油	2		油	2
						砂糖	2		醤油	4
						すりゴマ	1		砂糖	2
					ふりかけ	ふりかけ	2		みりん	1
					豆乳	豆乳	150	コマツナお浸し	コマツナ	50
									ゴマ油	2
									醤油	2
									桜エビ	1
								豆乳	豆乳	150
			450kcal			370kcal			440kcal	
昼食		ビーフン焼きそば	ビーフン（乾）	40	ご飯	ご飯	100	ご飯	ご飯	100
			豚肉	40	カジキ照り焼き	カジキ	40	肉団子和風あん	鶏ひき肉	40
			食塩	少々		片栗粉	3		タマネギ	30
			こしょう	少々		油	3		食塩	0.3
			タケノコ	20		醤油	3		片栗粉	2
			キャベツ	20		みりん	2		タマネギ	20
			赤パプリカ	10	茹でアスパラ添え	アスパラ	20		ニンジン	10
			油	2	切り干しダイコン煮物	切り干しダイコン	8		ピーマン	10
			★中華顆粒だし	0.5		油揚げ	5		醤油	3
			中濃ソース	15		ニンジン	20		砂糖	2
		スープ	モヤシ	20		油	1		片栗粉	2
			ニラ	20		醤油	4	春雨和え物	春雨（乾）	7
			★中華顆粒だし	1		みりん	3		ツナ	10
			食塩	0.3	ホウレンソウのり和え	ホウレンソウ	50		キュウリ	20
		インゲンお浸し	インゲン	40		のり	1		キクラゲ（乾）	1
			醤油	2		醤油	2		ゴマ油	2
			削り節	2	オレンジ	オレンジ	100		酢	2
		バナナ	バナナ	50					醤油	3
									砂糖	2
								大学イモ	サツマイモ	40
									油	2
									醤油	3
									砂糖	3
									黒ゴマ	1
			360kcal			380kcal			400kcal	

①で肉団子をつくり、オーブントースターで約15分加熱する。②に水（分量外）を加え加熱し、水溶き片栗粉（または米粉）でとろみをつけ、肉団子にかける。

		1日目			2日目			3日目		
		料理名	食品名	分量(g)	料理名	食品名	分量(g)	料理名	食品名	分量(g)
おやつ		リンゴのコンポート	リンゴ	50	クルミ入りカボチャケーキ	米粉	20	イチゴヨーグルト	豆乳ヨーグルト	100
			レモン果汁	1		砂糖	10		イチゴ	60
			砂糖	8		ベーキングパウダー	0.3		きな粉	3
		豆乳	豆乳	150		クルミ	5	麦茶	麦茶	150
						カボチャ	30			
						水	30			
					麦茶	麦茶	150			
		150kcal			190kcal			130kcal		
夕食		ご飯	ご飯	100	ハヤシライス	ご飯	100	ご飯	ご飯	100
		タラ竜田揚げ	タラ	40		牛肉	40	ホタテのシチュー	ホタテ	40
			ショウガ	少々		タマネギ	40		★ベーコン	5
			醤油	3		マッシュルーム	10		タマネギ	30
			酒	1		油	2		シメジ	10
			みりん	1		ケチャップ	5		コーン	5
			片栗粉	5		中濃ソース	5		油	2
			揚げ油	適量		★コンソメ	0.5		豆乳	20
		ミニトマト添え	ミニトマト	2個		食塩	0.1		★コンソメ	1
		きんぴらレンコン	レンコン	50		米粉	2		食塩	0.1
			ニンジン	20	スープ	カブ	20		米粉	2
			油	2		カブの葉	10	サラダ	レタス	10
			砂糖	1		★コンソメ	1		カリフラワー	20
			みりん	1		食塩	0.3		トマト	10
			醤油	5	ポテトサラダ	ジャガイモ	40		★ドレッシング	8
		ダイコン塩もみ	ダイコン	40		キュウリ	20	ナスとパプリカのソテー	ナス	40
			ダイコンの葉	20		ニンジン	10		黄パプリカ	20
			塩	0.1		食塩	0.3		オリーブオイル	2
						木綿豆腐	15		食塩	0.2
						油	0.5	キウイフルーツ	キウイフルーツ	100
						酢	1			
						食塩	0.1			
						こしょう	少々			
		370kcal			370kcal			350kcal		
合計		1330kcal			1310kcal			1320kcal		

★の付いている食材は，アレルギーに配慮された食品を利用しています。

（2日目 クルミ入りカボチャケーキの作り方）
①カボチャを電子レンジで加熱し，軟らかくする。
②すべての材料をミキサーで混ぜ合わせ，カップケーキ型に入れる。
③電子レンジで約2分加熱する。

（3日目 ホタテのシチューの作り方）
①を炒め，豆乳，水（分量外）で煮込む。
②で味つけ後，水溶き米粉（または片栗粉）でとろみをつける。

（2日目 ポテトサラダ 豆腐マヨクリーム）
すべての材料をミキサーで混ぜ合わせ，クリーム状にする。

さくいん

欧文

Ara h 2	15, 69, 81
Ara h 2特異的IgE（Ara h 2special IgE）	15, 81
Bet v 1	15, 23, 73, 81, 102, 145
Bet v 2	102, 145
B細胞	4, 5, 57
CCD	81
CCP-ACP	114
COX阻害作用	100
CPP	114
cross-reactive carbohydrate determinants	81
DPI：dry powder inhaler	114
EAACI：European Academy of Allergy Clinical Immunology	10
FDEIA：food dependent exercise-induced anaphylaxis	3, 8, 19, 100
FEIAn	17, 19, 100
Gal d 1	43
Gal d 2	43
Gly m 4	69, 73
ICS	37, 38
IgA	56, 66, 95
IgD	66
IgE	4, 12, 26, 44, 46, 55, 57, 66
——抗体	3, 15, 17, 18, 22, 43, 44, 46, 60, 61, 64, 65, 73, 130
Ige抗体検査	43, 64, 68
IgG	66, 67
IgM	66
IL-10	56, 57
IL-25	4
IL-33	4
inhaled corticosteroid	37
ISAAC：International Study of Asthma and Allergies in Childhood	34
IPD®	36
latex-fruit syndrome	145
LEAP：learning early about peanut allergy	52
LFS	145
LTP：lipid transfer protein	22, 23, 102, 103, 130, 131
Mal d 1	102, 131
Mal d 3	131
OAS：oral allergy syndrome	3, 6, 8, 18, 22, 23, 24, 81, 102, 103, 104
OFC：oral food challenge	42, 63, 70, 71, 72, 73, 74, 77, 82, 83, 84, 87, 97, 98, 121
OIT	97, 98
pathogenesis-related protein	145
pathogenesis-related protein-10	22, 102
PFAS：pollen-food allergy syndrome	22, 73, 145
PR-10	22, 23, 73, 102, 103, 130, 131, 145
PR-14	102
Prick to prick test	103
Pru p 1	102
Pru p 3	102
Pru p 7	102
PR蛋白	145
Sampson	10, 26, 40
SPT	64, 65
Th2細胞	4
Treg	4, 5, 6, 56, 57
TSLP	4
T細胞	4, 5, 24
WDEIA	63
βラクトグロブリン	69
ω5グリアジン	15, 63, 69
——特異的IgE	21, 63
——IgE抗体	65

あ行

アスピリン……………………………………… 100
アトピービジネス……………………………… 122
アドレナリン………………………… 11, 42, 82,
　　　　　　　98, 104, 108, 116, 140, 142,
　　　　　　　144, 146, 148, 163, 165, 167
アドレナリン自己注射………………… 101, 108
　──薬……………………… 104, 146, 148, 167
アナフィラキシー…… 10, 12, 17, 19, 21, 24, 40,
　　　　　　　41, 42, 71, 73, 79, 83, 87, 100,
　　　　　　　106, 108, 109, 114, 116, 140,
　　　　　　　141, 142, 144, 145, 148, 149,
　　　　　　　154, 158, 159, 160, 161, 162,
　　　　　　　163, 164, 165
　──ガイドライン…………… 10, 12, 103, 140
　──ショック………… 12, 18, 117, 154, 159, 164
アニサキスアレルギー………………………… 117
アミノ酸調整乳………………………………… 16
アラスタット3Allergy法…………………… 64, 68
アレルギー性鼻炎………………………… 34, 106
アレルゲンコンポーネント
　……………………… 15, 43, 65, 73, 105, 145
アレルゲン二重暴露説………………………… 52
易感染性………………………………………… 122
イナビル®……………………………………… 41
イムノキャップ法…………………………… 64, 68
運動発達遅延…………………………………… 122
運動誘発アナフィラキシー……………… 21, 159
エスクレ坐剤…………………………………… 116
エピトープ(抗原決定基)…………… 15, 24, 105, 130
エピネフリン…………………………………… 98
エピペン®………………… 72, 108, 113, 116, 140,
　　　　　　　142, 144, 146, 148, 149, 154,
　　　　　　　158, 159, 161, 162, 163, 164,
　　　　　　　165, 167
塩化リゾチーム…………………………… 114, 115
オボアルブミン……………………… 43, 65, 130
オボムコイド…………………………… 15, 43, 65, 69

か行

外用指導………………………………… 29, 32, 126
加水分解小麦……………………………… 6, 52, 63
カゼイン…………………………………… 55, 69, 114
　──ホスホペプチド………………………… 114
学校給食における食物アレルギー対応指針
　………………………………… 133, 152, 164
学校生活管理指導表………………… 152, 155, 161
学校のアレルギー疾患に対する取り組みガイドライン
　……………………………………………… 152
花粉-果物アレルギー症候群………………… 145
花粉特異的IgE………………………………… 6
肝機能障害……………………………………… 122
感染特異的蛋白………………………………… 102
完全母乳栄養児…………………………… 3, 48
気管支拡張吸入薬……………………………… 146
気管支拡張薬…………………… 113, 140, 144, 146, 163
気管支喘息……………………………… 34, 35,
　　　　　　　36, 37, 79, 106, 114, 146, 148
牛乳アレルゲン除去ミルク…………………… 123
吸入ステロイド薬……………………………… 37
クラス1キチナーゼ…………………………… 145
グルパール19S………………………………… 6
経口免疫療法…………………… 97, 98, 103, 121, 145
経皮感作………………………… 4, 6, 26, 27, 46, 52
結合部位(エピトープ)………………………… 130
ケトチフェン…………………………………… 36
犬吠様咳嗽……………………………………… 11
好塩基球………………………………… 4, 67, 103
　──ヒスタミン遊離反応…………………… 67
高カリウム血症………………………………… 67
抗菌ペプチド…………………………………… 102
口腔アレルギー症候群
　……………… 3, 6, 7, 8, 18, 22, 81, 102, 130
抗原提示細胞…………………………………… 4, 27
交差抗原性……………………………………… 15,
　　　　　　　18, 22, 24, 43, 81, 90, 102, 130
交差反応……… 6, 8, 22, 23, 63, 81, 102, 106, 145
高親和性IgE受容体…………………………… 4
抗ヒスタミン薬…………………… 42, 82, 91, 100,
　　　　　　　103, 104, 113, 1410, 144, 146, 163
小麦依存性運動誘発アナフィラキシー……… 6, 63
コンタミネーション………… 72, 112, 125, 133, 156

さ行

ザジテン®……………………………………… 36
ザナミビル水和物……………………………… 41
ジーシーMIペースト………………………… 114
授乳・離乳の支援ガイド……………………… 126
静注用ステロイド……………………………… 41
除去食………… 44, 45, 46, 84, 88, 136, 154, 167

職業性喘息	6
食物依存性運動誘発アナフィラキシー	3, 7, 8, 17, 19, 100, 105, 159, 161
食物経口負荷試験	10, 55, 63, 64, 68, 70, 74, 76, 78, 82, 84, 88, 90, 91, 92, 97, 117, 121, 122, 123, 126, 128, 129, 132, 133, 155
食物抗原特異的IgE	4, 5, 44
ショック	22, 146, 148
──症状	12, 21, 40
新生児・乳児消化管アレルギー	3, 16, 55, 122
蕁麻疹	10, 12, 19, 21, 22, 24, 40, 42, 60, 70, 98, 101, 106, 108, 111, 117, 128, 144, 146
スキンケア	5, 26, 28, 29, 32, 60, 84, 122, 126
ステロイド外用薬	29, 32, 33
ステロイド外用療法	16, 84
ステロイド薬	29, 32, 33, 37, 101, 109, 140, 146, 163
制御性T細胞	4
ゼラチン	106, 107, 116
即時型症状	3, 16, 60, 63, 70, 94, 108
即時型食物アレルギー	7, 16, 21, 40, 43, 55, 63, 73, 87, 145

た行

体重増加不良	122
代償性ショック症状	11
胎内感作	6
タクロリムス軟膏	29, 32, 33
多抗原陽性	84, 87
タンニン酸アルブミン	114
茶のしずく石鹸	5
注射用メチルプレドニゾロンコハク酸エステルナトリウム	41
腸管感作	6
長時間作動性β2刺激薬	38
腸内細菌叢	6, 56
低血圧性ショック	11
低蛋白血症	3, 122
低ナトリウム血症	122
デキサメタゾン	109
電解質異常	3, 122
特異的IgE抗体	15, 22, 43, 44, 46, 60, 61, 63, 64, 65, 73, 130
特異的IgG抗体	66

トシル酸スプラタスト	36
ドライパウダータイプ製剤	114

な行

ナイーブT細胞	4
軟膏療法	26
二相性反応	10, 109
乳酸菌	56, 57, 114
乳児アトピー性皮膚炎	3, 16, 25, 44, 55, 60, 64, 70, 73, 78, 84, 94, 110, 122, 126, 127
乳糖	40, 41, 42, 55. 107, 114, 120, 128

は行

敗血症	122
白色ワセリン	29
播種性血管内凝固症候群	122
非IgE依存性	3
ヒスタミン	3, 4, 117
──中毒	117
──遊離	100
──遊離抑制作用	100
ビタミンD	56, 57, 122, 123
──欠乏性くる病	122
ヒドロコルチゾン	110
ビフィズス菌	56
皮膚バリア機能	26, 122
皮膚プリックテスト	42, 64
ピマクレイン	102
フィラグリン遺伝子	26
不整脈	108, 122, 144
プレドニゾロン	109, 110
プロバビリティカーブ	68
プロフィリン	22, 23, 81, 102, 130, 145
プロペト	29
保育所におけるアレルギー疾患生活管理指導表	155
母子愛着形成	94
母乳栄養	26, 60, 94
母乳感作	6

ま行

マスト細胞	3, 4, 12, 65
メチルプレドニゾロン	110

──製剤……………………………………… 42
免疫寛容………………………………… 4, 5, 52
免疫グロブリン………………………………… 66
免疫細胞………………………………………… 4

ら行

ラテックス・フルーツ症候群 ………………… 107
ラニナミビルオクタン酸エステル水和物……… 41
卵殻カルシウム………………………… 90, 128
卵白アルブミン………………………… 106, 107
リカルデント…………………………… 114, 115
リスパダール…………………………………… 116
リスペリドン…………………………………… 116
離乳食…… 44, 47, 48, 50, 60, 73, 84, 126, 127
リレンザ®………………………………………… 41
ロイコトリエン…………………………… 3, 4, 38
　──受容体拮抗薬………………………… 38

略歴

■監修者
海老澤元宏（えびさわ　もとひろ）

1985年3月	東京慈恵会医科大学医学部卒業
1995年4月	国立相模原病院 小児科医員
2001年6月	同　臨床研究センター　病態総合研究部長
2003年12月	同　臨床研究センター　アレルギー性疾患研究部長
2004年4月	独法化に伴い　国立病院機構相模原病院臨床研究センター　アレルギー性疾患研究部長（現職）
2012年3月	東京慈恵会医科大学小児科学教室客員教授

■編集者
佐藤さくら（さとう　さくら）

1999年3月	宮崎医科大学医学部卒業
2001年9月	宮崎大学医学部小児科　医員
2005年6月	国立病院機構相模原病院臨床研究センター　アレルギー性疾患研究部　流動研究員
2013年4月	同　病態総合研究部　病因病態研究室長（現職）

柳田紀之（やなぎだ　のりゆき）

2001年3月	東北大学医学部卒業
2010年4月	国立病院機構仙台医療センター小児科医員
2012年4月	国立病院機構相模原病院　小児科医員
2014年3月	同　小児科医長（現職）

保護者からの質問に自信を持って答える　小児食物アレルギーQ＆A

定価（本体4,500円＋税）

2016年6月17日第1版発行
2022年3月18日第1版5刷

- ■監修者　海老澤元宏
- ■編集者　佐藤さくら　柳田紀之
- ■発行者　梅澤俊彦
- ■発行所　日本医事新報社
  〒101-8718　東京都千代田区神田駿河台2-9
  電話　03-3292-1555（販売・編集）
  ホームページ：www.jmedj.co.jp
  振替口座　00100-3-25171
- ■DTP・デザイン　vincent
- ■本文イラスト　渡辺富一郎
- ■印　刷　ラン印刷社

Ⓒ Motohiro Ebisawa 2016 Printed in Japan
ISBN978-4-7849-5196-3　C3047　¥4500E

本書の複製権・翻訳権・上映権・譲渡権・公衆送信権（送信可能化権を含む）は（株）日本医事新報社が保有します。

JCOPY ＜(社)出版者著作権管理機構　委託出版物＞
本書の無断複写は著作権法上での例外を除き禁じられています。複写される場合は、そのつど事前に、(社)出版者著作権管理機構（電話 03-5244-5088、FAX 03-5244-5089、e-mail:info@jcopy.or.jp）の許諾を得てください。